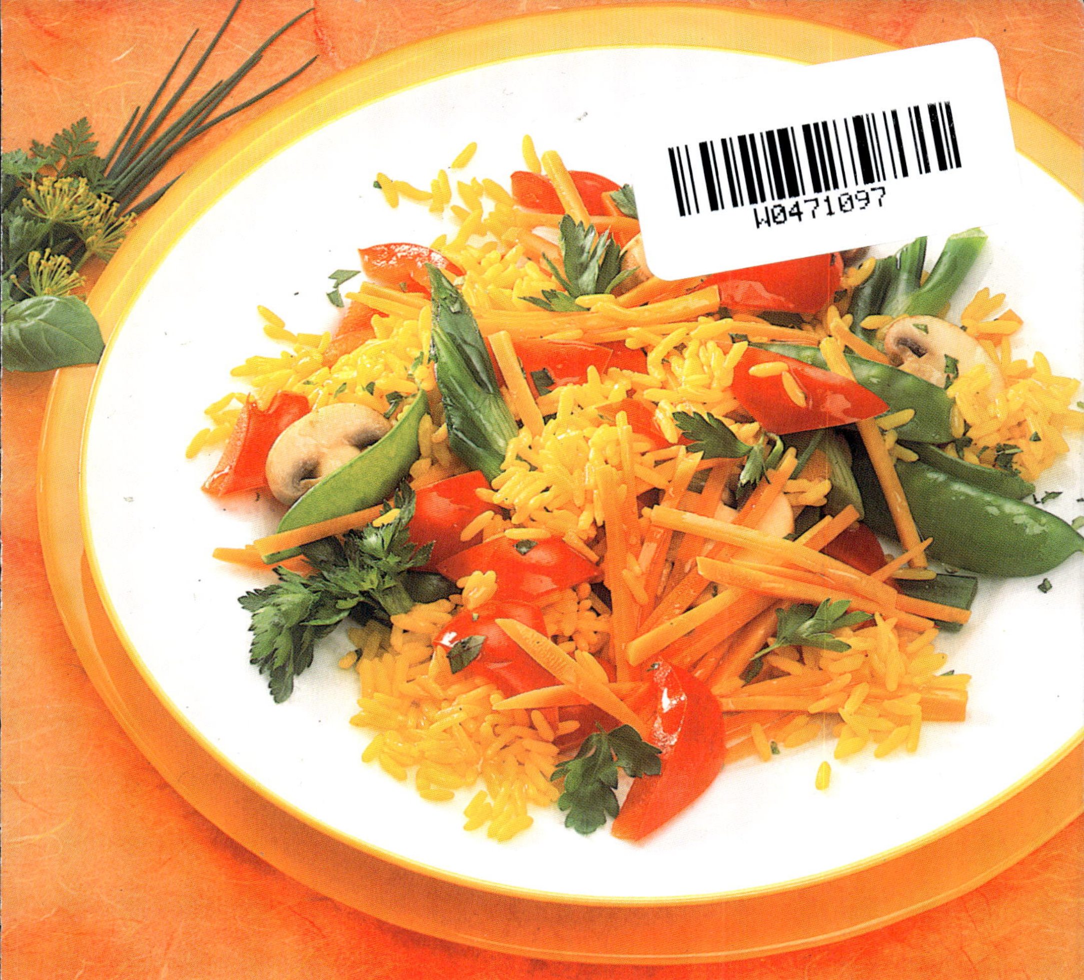

Für Diabetiker:

gesund essen *und genießen*

mit vielen neuen Rezeptideen von becel und Du darfst

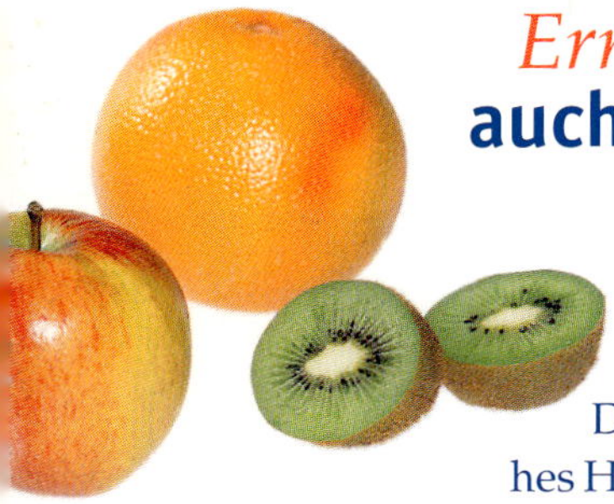

Ernährung bei Diabetes – auch auf Fettqualität und -menge achte

Diabetiker haben ein hohes Herz-Kreislauf-Risiko. Der Grund: In ihren Blutgefäßen bilden sich häufiger und früher Ablagerungen, die zur Arteriosklerose und zu gefährlichen Folgekrankheiten wie Herzinfarkt und Schlaganfall führen können.

Herz-Kreislauf-Erkrankungen vorbeugen

Die Ernährung kann maßgeblich dazu beitragen, das Risiko zu senken. Der richtige Umgang mit Fett ist dabei von ebenso großer Bedeutung wie der richtige Umgang mit Kohlenhydraten. Hauptproblem beim Fettkonsum sind die so genannten gesättigten Fettsäuren, die überwiegend in tierischen Nahrungsmitteln enthalten sind. Sie führen zu einem Anstieg des Cholesterinspiegels. Ein erhöhter Cholesterinspiegel ist einer der wichtigsten Risikofaktoren für die Arteriosklerose. Die richtige Auswahl und der sparsame Umgang mit Fett, und zwar speziell mit tierischen Nahrungsfetten, gehört daher zu den zentralen Ernährungsmaßnahmen für Diabetiker.

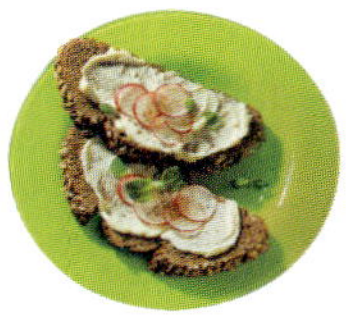

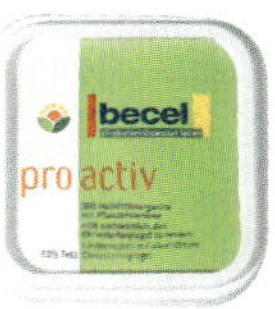

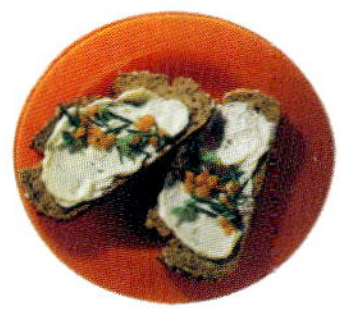

becel pro·activ ist die neue Diät-Halbfettmargarine mit Pflanzensterinen. Sie hilft nachweislich, den Cholesterinspiegel zu senken und ist ideal für Menschen mit überhöhtem Cholesterinwert. Die empfohlene Menge von 20 bis 25 Gramm täglich reicht für ca. vier Scheiben Brot. Der ideale Brotaufstrich für Frühstück und Abendbrot.

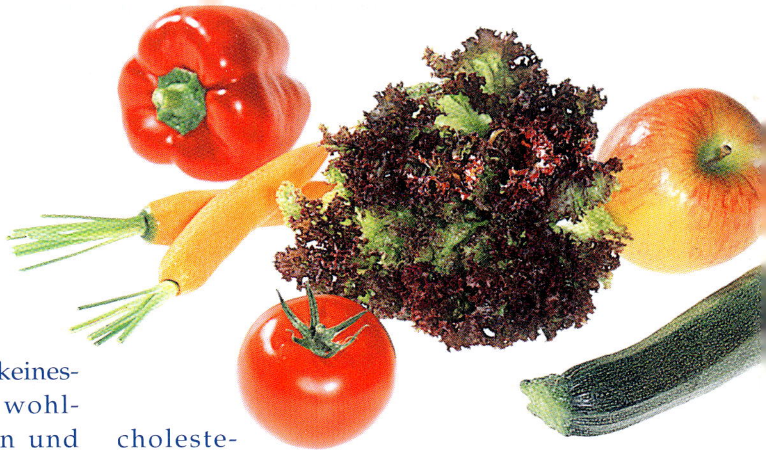

Natürlich bedeutet das keinesfalls Verzicht auf wohlschmeckende Speisen und Gerichte! Mit den Rezepten in dieser Broschüre möchten wir Ihnen zeigen, dass gesund essen und Genuss auch für Diabetiker zusammengehören.

Lebensmittel gezielt auswählen

Nachfolgend haben wir eine Auswahl an leckeren Rezepten zusammengestellt, in denen viele Zutaten zum Einsatz kommen, die ideal für eine cholesterinbewusste Ernährung sind:

Die Rezepte sind mit Diätfetten und anderen Produkten von becel zubereitet. Wie alle becel-Lebensmittel enthalten sie wenig gesättigte, aber besonders viel mehrfach ungesättigte Fettsäuren, die choleste-rinspiegelsenkend wirken können.

Darüber hinaus helfen die verwendeten fett- bzw. kaloriensparenden Lebensmittel von Du darfst, den Fettverzehr einzuschränken und eventuell vorhandenes Übergewicht abzubauen. Das ist gerade für den Diabetiker besonders wichtig.

Klar, dass zu einer gesunden Zutatenauswahl auch viel Obst, Gemüse und Vollkornprodukte gehören. Eier haben wir dagegen eher sparsam verwendet und fette Zutaten durch fettarme Alternativen ausgetauscht.

Guten Appetit!

➜ **fettmodifiziert:** Änderung der Fettzusammensetzung: Austausch tierischer Fette gegen pflanzliche Fette und Öle. Diese enthalten überwiegend mehrfach ungesättige Fettsäuren, die cholesterinspiegelsenkend wirken können.

➜ **fettreduziert:** Fettreduzierte Lebensmittel enthalten im Vergleich zu vollfetten Produkten mindestens 30 % weniger Fett.

Übersicht Energieverteilung

Kalorienverteilung	*1.200 kcal/12 BE*	*1.500 kcal/15 BE*	*1.800 kcal/18 BE*	*2.200 kcal/22 BE*
1. Frühstück	**240 kcal/3 BE**	**300 kcal/3 BE**	**360 kcal/3 BE**	**450 kcal/4 BE**
2. Frühstück	**100 kcal/1 BE**	**120 kcal/1 BE**	**150 kcal/2 BE**	**180 kcal/2 BE**
Mittagessen	**360 kcal/3 BE**	**450 kcal/5 BE**	**540 kcal/5 BE**	**660 kcal/7 BE**
Snack	**100 kcal/1 BE**	**120 kcal/1 BE**	**150 kcal/2 BE**	**180 kcal/2 BE**
Abendessen	**300 kcal/3 BE**	**390 kcal/4 BE**	**450 kcal/4 BE**	**550 kcal/5 BE**
Abendsnack	**100 kcal/1 BE**	**120 kcal/1 BE**	**150 kcal/2 BE**	**180 kcal/2 BE**

Wenn Sie etwas Süßes für sich aus den Rezeptteilen „Leckeres für Naschkatzen“ oder „Köstlichkeiten für die Kaffeetafel“ wählen, müssen Sie das bei Ihrem Tagesplan besonders bedenken. Diese „Extras“ sind nicht in der Tabelle „Übersicht Energieverteilung“ berücksichtigt.

Die Tabelle ist ein Beispiel für die Kalorien- und BE-Verteilung auf die einzelnen Mahlzeiten des Tages. Entsprechend haben wir auch den Rezeptteil aufgebaut. Die einzelnen Farben, die Sie in der Tabelle sehen, kennzeichnen auch bei den Rezepten die zu der jeweiligen täglichen Kalorienmenge gehörende Mahlzeit.

Bei der Zusammenstellung Ihres Tagesplanes sollten Sie die einzelnen BE- und Kalorienwerte der Tagesmahlzeiten der von Ihrem Arzt verordneten Diätstufe anpassen.

Zusätzlich besteht für Sie die Möglichkeit, die Mahlzeiten untereinander zu variieren. Sie können beispielsweise Abend- und Mittagessen austauschen. Wichtig ist allerdings, dass am Ende des Tages die Menge der Kalorien stimmt und die BE der Verordnung angepasst sind.

IM REZEPTTEIL VERWENDETE ABKÜRZUNGEN

kcal	= Kalorien	F	= Fett
kJ	= Kilojoule	Chol	= Cholesterin
EW	= Eiweiß	Bst	= Ballaststoffe
KH	= Kohlenhydrate	BE	= Broteinheiten

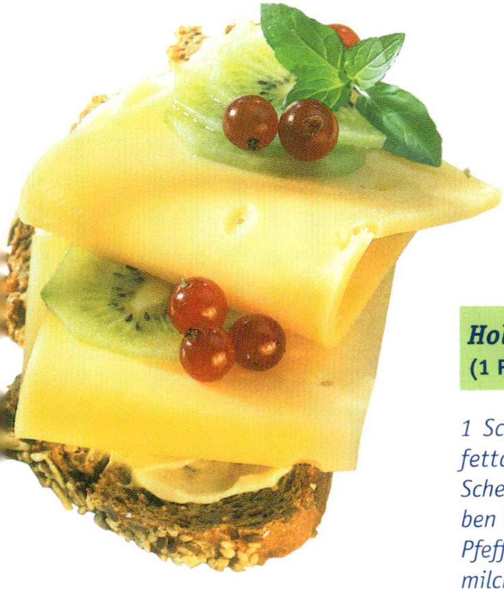

Käsebrot
(1 Portion)

becel pro·activ

1 Scheibe Mehrkornbrot
1 TL becel vital fettarme Diät Margarine, 1 Scheibe Du darfst Edamer (30% Fett i. Tr.), einige Kiwischeiben, einige Johannisbeeren, einige Basilikumblättchen, ¼ Apfel, ½ Becher Joghurt (1,5% Fett), etwas Süßstoff

• Brotscheibe mit Diät Margarine bestreichen und mit Käse belegen. Mit Kiwischeiben, Johannisbeeren und Basilikum garnieren.
• Apfel in kleine Stücke schneiden, unter den Joghurt rühren, mit Süßstoff abschmecken und zum Käsebrot essen.

1.130 kJ/270 kcal; EW: 15 g; KH: 32 g; F: 9 g; Chol: 15 mg; Bst: 6 g; BE: 3

Holsteiner Schinkenschnitte
(1 Portion)

becel pro·activ

1 Scheibe Graubrot, 1 TL becel vital fettarme Diät Margarine, 2 dünne Scheiben Katenschinken, einige Scheiben Salatgurke, 1 Radieschen, bunter Pfeffer, etwas Petersilie, 250 ml Buttermilch

• Graubrot mit Diät Margarine bestreichen und den Schinken darauf legen.
• Gurkenscheiben auf dem Schinken verteilen und mit gehacktem Radieschen, gemahlenem bunten Pfeffer und Petersilie dekorieren.
• Dazu Buttermilch trinken.

985 kJ/235 kcal; EW: 15 g; KH: 32 g; F: 5 g; Chol: 18 mg; Bst: 2 g; BE: 3

TIPP:

Alle, die ihren Cholesterinspiegel deutlich senken wollen, können anstelle des herkömmlichen Brotaufstrichs becel pro · activ verwenden. Achten Sie bei den Rezepten auf dieses Kennzeichen:

becel pro·activ

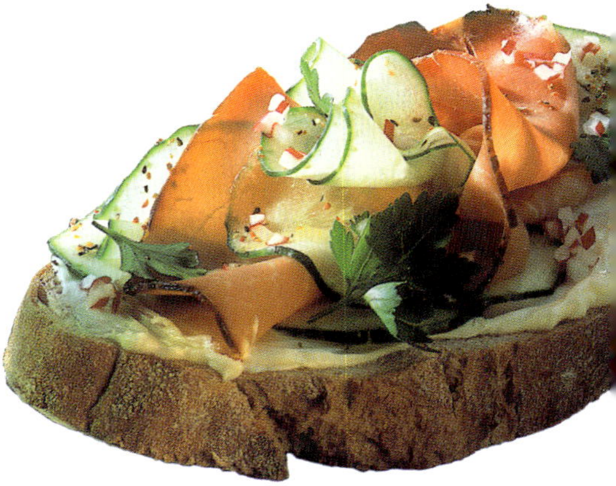

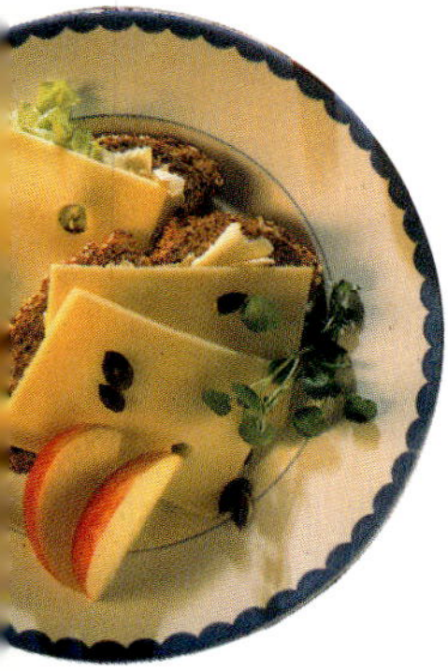

Kernige Käsebrote
(1 Portion)

becel pro-activ

2 Scheiben Vollkornbrot, 2 TL becel vital fettarme Diät Margarine, 2 Stiele Brunnenkresse, 2 Scheiben Du darfst Gouda, 1 Apfel, 1 TL Kürbiskerne

- Brot mit Diät Margarine bestreichen.
- Mit Kresse, Gouda und Apfelspalten belegen.
- Kürbiskerne darüber streuen.

1.975 KJ/470 kcal; EW: 25 g; KH: 52 g; F: 7 g; Chol: 0 g; Bst: 11 g; BE: 4

Vitality Bagel
(1 Stück)

1 Sesam Bagel (ca. 70 g), 1 Blatt Lollo Bianco, 2 EL Du darfst Frischkäse mit Kräutern, 1/2 Paprikaschote, 1/2 Stange Sellerie, Kresse

- Sesam-Bagel aufschneiden und die untere Hälfte mit Frischkäse bestreichen.
- Lollo Bianco, Paprika in Streifen und Sellerie in Scheiben darauf legen.
- Mit Kresse dekorieren, zuklappen und genießen.

1.181 kJ/281 kcal; EW: 10 g; KH: 41 g; Fett: 8 g; Chol: 24 mg; Bst: 7 g; BE: 3

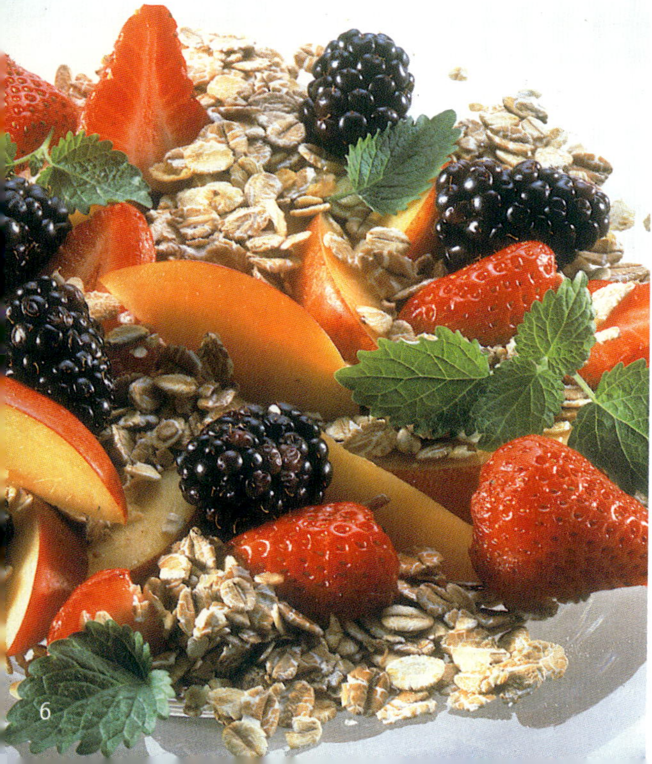

Früchtemüsli Morgenstund
(1 Portion)

50 g Nektarine (entsteint und gewürfelt), 100 g Erdbeeren und 20 g Brombeeren (frisch oder TK), 30 g Getreideflockenmischung, 5 g Sonnenblumenkerne, frische Zitronenmelisse, 100 ml Buttermilch, etwas flüssiger Süßstoff

- Früchte, Getreideflocken und Sonnenblumenkerne mischen.
- Einige Blättchen Zitronenmelisse waschen.
- Buttermilch mit Süßstoff abschmecken und mit der Zitronenmelisse zum Müsli geben.

967 kJ/229 kcal; E: 10 g; KH: 36 g; F: 5 g; Chol: 3 mg; Bst: 6 g; BE: 3

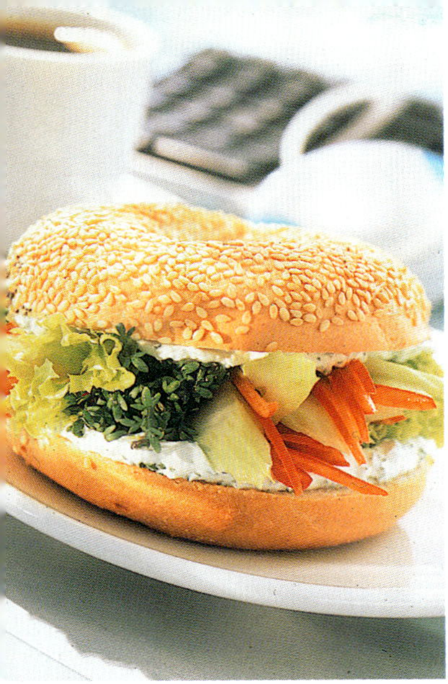

Pausenbrot
(1 Portion)

becel pro·activ

1 Scheibe Sonnenblumenbrot, 1 TL becel vital fettarme Diät Margarine, 30 g Du darfst Frischkäse mit Buttermilch, 1 Tomate, 1 dicke Scheibe Gurke, 1 EL Alfalfasprossen, etwas Schnittlauch, Petersilie, bunter Pfeffer, Jodsalz, ½ Grapefruit

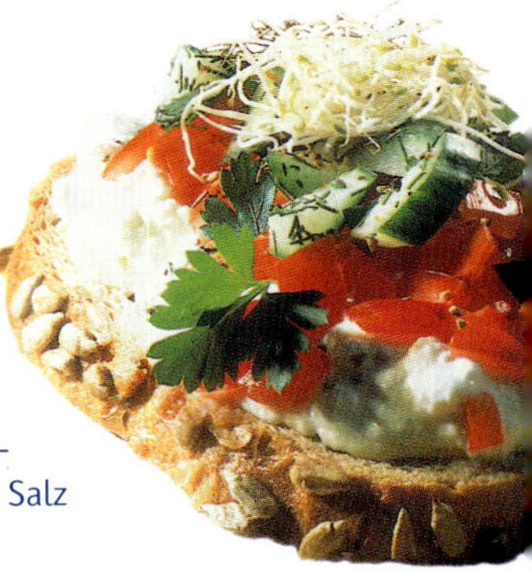

- Brotscheibe mit Diät Margarine und Frischkäse mit Buttermilch bestreichen.
- Entkernte Tomate und Gurke würfeln und auf dem Käse verteilen.
- Brot mit Sprossen, Schnittlauch und mit Petersilie dekorieren. Mit gemahlenem Pfeffer und Salz würzen.
- Dazu Grapefruit essen.

1.005 kJ/240 kcal; EW: 9 g; KH: 37 g; F: 6 g; Chol: 0 mg; Bst: 4 g; BE: 3

Obstsalat zu Camembert-Toast
(1 Portion)

SALAT: 100 g Himbeeren (frisch oder TK), 1 kleine Birne (ca. 100 g), 1 Kiwi, 1 EL Zitronensaft, etwas Süßstoff, Koriander
TOAST: 1 Scheibe Vollkorntoast, 60 g Du darfst Camembert, 10 g Cashew-Nüsse, Minze zum Garnieren

- Vorbereitete Himbeeren mit Birnen- und Kiwischeiben auf einem Teller anrichten.
- Zitronensaft, Süßstoff und Koriander mischen. Obst damit beträufeln.
- Toast rösten und mit Camembertscheiben belegen.
- Nüsse in einer trockenen Pfanne rösten und auf den Salat geben.
- Obstsalat mit Minze garnieren.

1.487 kJ/354 kcal; EW: 20 g; KH: 37 g; F: 14 g; Chol: 27 mg; Bst: 13 g; BE: 3

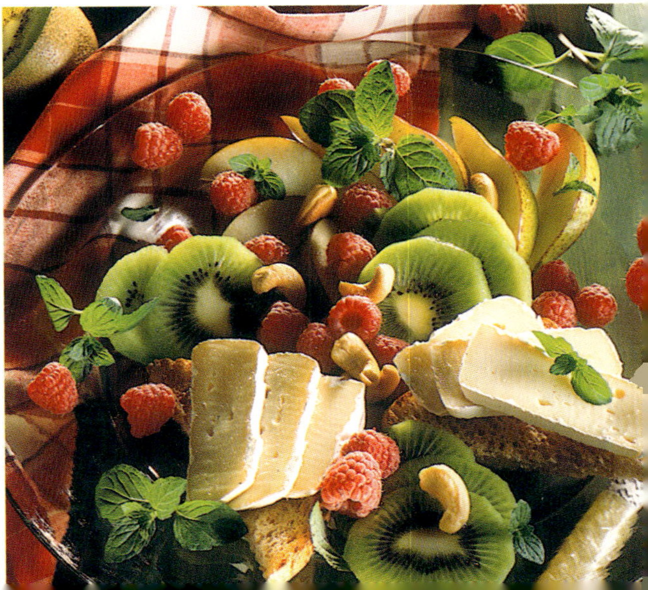

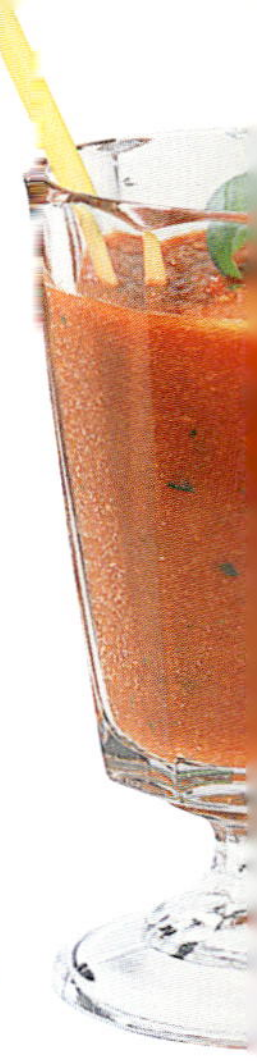

Apfel-Möhren-Rohkost
(2 Portionen)

2 Äpfel (250 g), 2 Möhren (200 g), 3 EL Zitronensaft, 1 TL becel Diät 3-Pflanzenöl, Süßstoff, 1 EL gehackte Haselnüsse, einige Blätter Zitronenmelisse

- Äpfel vierteln, vom Kerngehäuse entfernen und nach Belieben mit oder ohne Schale raspeln.
- Möhren schälen, abspülen und ebenfalls fein raspeln.
- Zitronensaft, Diät 3-Pflanzenöl und Süßstoff mischen und zusammen mit 1 TL Haselnüssen und etwas gehackter Zitronenmelisse unter die Apfel-Möhren-Rohkost heben.
- Auf zwei Schalen verteilen, mit einigen Blättern Zitronenmelisse und den restlichen Nüssen dekorieren.

Pro Portion:
627 kJ/149 kcal; EW: 2 g; KH: 24 g; F: 5 g; Chol: 0 mg; Bst: 6 g; BE: 2

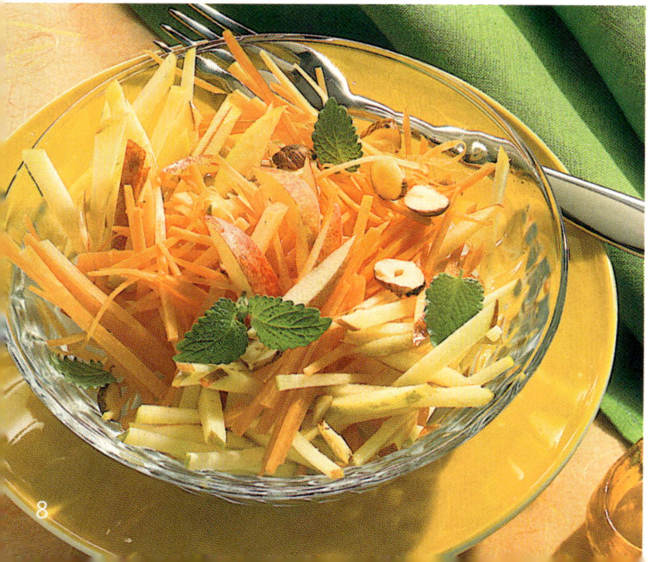

Gemüse-Cocktail
(2 Portionen)

200 g Gurke, 300 g rote Paprikaschote, frische Basilikumblätter, 500 ml Tomatensaft, 1 TL becel Diät 3-Pflanzenöl, Selleriesalz, Pfeffer, Mineralwasser und Eiswürfel nach Belieben

- Gemüse putzen, Gurke schälen und klein schneiden. Gurke, Paprika und 5–6 Basilikumblätter pürieren.
- Tomatensaft und Diät 3-Pflanzenöl zugießen und den Cocktail mit Salz und Pfeffer abschmecken.
- Cocktail in zwei Gläser gießen. Falls er zu dickflüssig ist, mit Mineralwasser auffüllen.
- Kurz vor dem Servieren Eiswürfel zugeben und die Gläser mit einigen Basilikumblättern dekorieren

Pro Portion:
403 kJ/96 kcal; EW: 4 g; KH: 11 g; F: 4 g; Chol: 0 mg; Bst: 6 g; BE: 1

Bananen-Buttermilch
(1 Portion)

50 g Banane, 300 ml Buttermilch, 1 TL Zitronensaft, etwas Süßstoff

- Banane klein schneiden.
- Zusammen mit Buttermilch, Zitronensaft und Süßstoff in einen Mixer geben und pürieren.

652 kJ/154 kcal; EW: 10 g; KH: 24 g; F: 2 g; Chol: 9 mg; Bst: 1 g; BE: 2

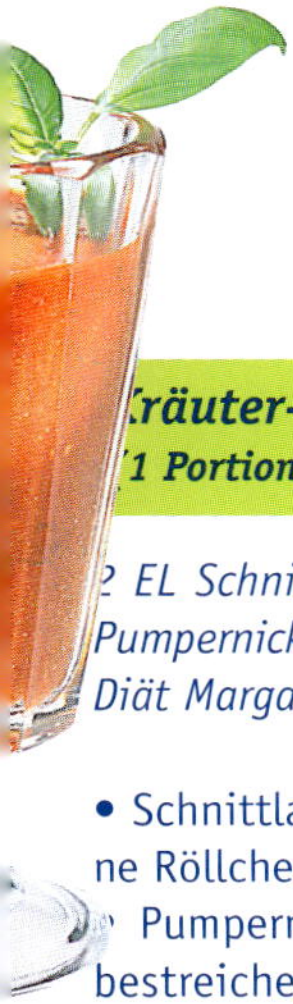

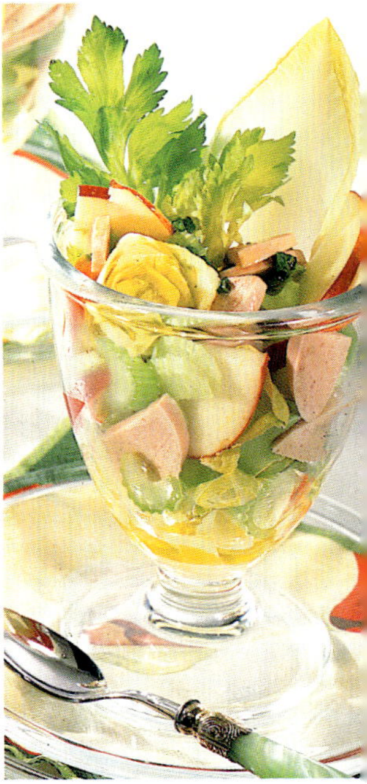

Kräuter-Taler
(1 Portion)

becel pro·activ

2 EL Schnittlauch, 3 runde Scheiben Pumpernickel, 1 TL becel vital fettarme Diät Margarine, Jodsalz, Pfeffer

- Schnittlauch waschen und in kleine Röllchen schneiden.
- Pumpernickel mit Diät Margarine bestreichen und mit Schnittlauchröllchen belegen.
- Mit Salz und Pfeffer abschmecken.

295 kJ/70 kcal; EW: 2 g; KH: 11 g; F: 2 g; Chol: 0 mg; Bst: 3 g; BE: 1

Kleine Teewurstbrote
(1 Portion)

2 kleine Scheiben Vollkornbrot (à 30 g), 20 g becel Diät Teewurst, etwas Kresse, 50 g Paprikaschote

- Vollkornbrote mit Diät Teewurst bestreichen.
- Mit Kresse und in Streifen geschnittener Paprika dekorieren.

766 kJ/182 kcal; EW: 8 g; KH: 24 g; F: 6 g; Chol: 6 mg; Bst: 7 g; BE: 2

Sellerie-Apfelsalat
(2 Portionen)

1 Chicorée (ca. 150 g), Salz, 150 g Staudensellerie, 1 kleiner Apfel, 50 g Du darfst Fränkische Fleischwurst (15% Fett), 1/2 Bund Schnittlauch, 3 EL Apfel- oder Obstessig, Jodsalz, Pfeffer aus der Mühle, 1 TL becel Diät 3-Pflanzenöl

- Chicorée und Staudensellerie putzen und waschen. Vier Chicoréeblätter und zwei kleine Staudenselleriestangen mit etwas Grün beiseite legen. Übrigen Chicorée in Streifen schneiden.
- Apfel waschen, halbieren, entkernen und in dünne Scheiben schneiden.
- Fleischwurst in halbe dünne Scheiben schneiden. Schnittlauch waschen und in feine Röllchen schneiden.
- Essig, Salz, Pfeffer und Schnittlauch verrühren. Diät 3-Pflanzenöl zum Schluss darunter schlagen.
- Soße locker mit Chicorée, Sellerie, Apfel und Fleischwurst mischen. Mit den Chicoréeblättern und dem Selleriegrün in zwei großen Gläsern anrichten.
- Dazu schmeckt Brot.

Pro Portion:
530 kJ/130 kcal; EW: 6 g; KH: 10 g; F: 7 g; Chol: 10 mg; Bst: 5 g; BE: 1

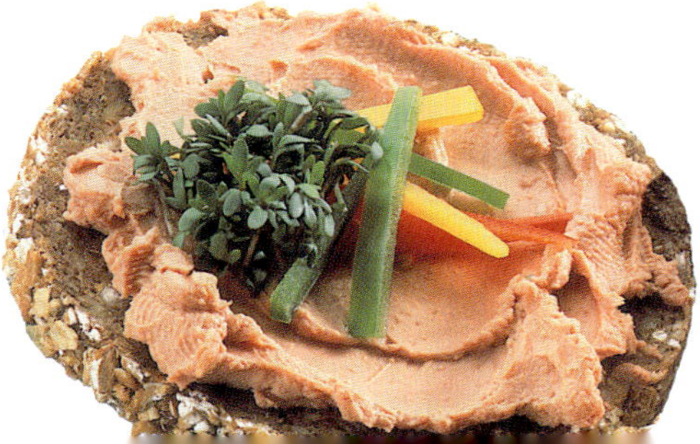

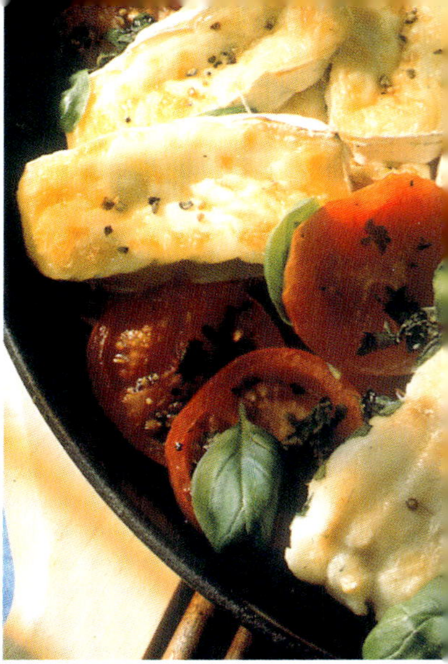

Fisch-Basilikum-Gratin
(2 Portionen)

40 g Wildreis, 40 g Langkornreis, Jodsalz, 200 g Lengfisch, etwas Zitronensaft, 4 Tomaten, 100 g Du darfst Camembert, 2 Bund Basilikum, 1/2 TL becel vital fettarme Diät Margarine, Pfeffer

- Reis nach Anleitung garen. Inzwischen Fisch waschen, trockentupfen und mit Zitronensaft beträufeln.
- Tomaten waschen und in Scheiben schneiden. Camembert in Scheiben schneiden. Vom Basilikum einige Blätter beiseite legen, den Rest hacken.
- Eine feuerfeste Form mit Diät Margarine einfetten. Fisch, Tomaten und Weichkäse fächerförmig in die Form legen. Basilikum jeweils dazwischen streuen, und das Ganze mit Salz und Pfeffer würzen.
- Im vorgeheizten Backofen bei 200 °C 15 Minuten mit Folie abgedeckt gratinieren. Folie entfernen und kurz überbacken.
- Fisch-Gratin zum Reis reichen und mit den übrigen Basilikumblättern garnieren.

Pro Portion:
1.575 kJ/375 kcal; EW: 38 g; KH: 35 g; F: 9 g; Chol: 83 mg; Bst: 3 g; BE: 3

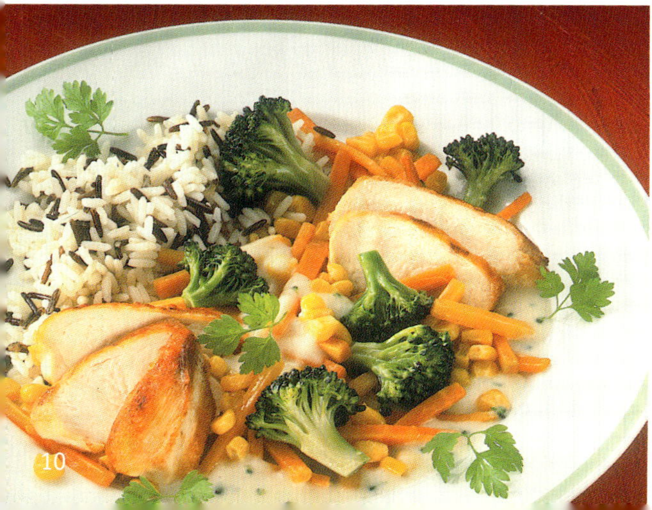

Geflügel-Gemüse-Ragout
(2 Portionen)

120 g Naturreis, 2 Hähnchenbrüste (à 100 g), 10 g becel Diät Pflanzenfett, je 50 g geputzte Möhren und Broccoliröschen, 250 ml Gemüsebrühe, 1 EL Saure Sahne, Zitronensaft, 1 TL Speisestärke, 100 g Mais (Dose), Jodsalz, frisch gemahlener Pfeffer

- Reis nach Packungsanweisung garen.
- Fleisch abbrausen, trockentupfen und im Diät Pflanzenfett braten. Dann in Scheiben schneiden.
- Möhren in kleine Würfel schneiden. Mit den Broccoliröschen in der Gemüsebrühe bissfest garen. Gemüse herausnehmen.

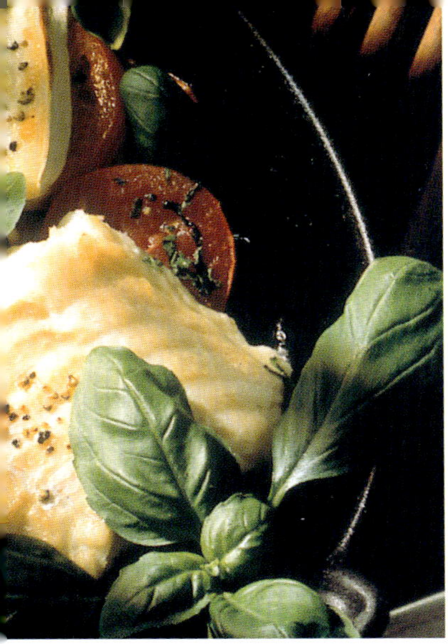

• Brühe mit Saurer Sahne und Zitronensaft aufkochen, mit in 1 EL Wasser gelöster Speisestärke abbinden.
• Gemüse, Mais und Hähnchenfleisch zufügen und erneut erwärmen. Ragout mit den Gewürzen abschmecken und zum Reis servieren.

Pro Portion:
1.910 KJ/450 kcal; EW: 34 g; KH: 61 g; F: 10 g; Chol: 68 g; Bst: 10 g; BE: 5

Povençalisches Gemüse
(2 Portionen)

1 kleine Aubergine, 1 Zucchini, 1 Zwiebel, 1 Tomate, 1 TL becel Diät 3-Pflanzenöl, 125 g gemischtes Hackfleisch, 1 Knoblauchzehe, ½ Bund Petersilie, 2 Scheiben Du darfst Edamer, Pfeffer, Jodsalz, ca. 200 g Reis

• Aubergine und Zucchini putzen und längs halbieren. Mit einem Löffel das Fruchtfleisch herauslösen und würfeln.
• Zwiebel schälen und fein hacken. Tomate würfeln. Fruchtfleisch, Zwiebel und Tomate mit Pflanzenöl in einer Pfanne anschmoren.
• Hackfeisch anbraten und unter das Fruchtfleisch mischen. Knoblauchzehen schälen, pressen und mit gehackter Petersilie zur Fleischmischung geben. Gewürfelten Käse untermischen und alles mit Salz und Pfeffer abschmecken.
• Die mit der Fleischmasse gefüllten Früchte in eine feuerfeste Form legen und den Boden mit ca. 4 EL Wasser bedecken.
• Im Backofen bei 240°C auf der mittleren Schiene ca. 45 Min. überbacken.
• Gemüse heiß oder kalt zum gekochten Reis servieren.

Pro Portion:
2.690 kJ/640 kcal; EW: 30 g; KH: 87 g; F: 19 g; Chol: 48 mg; Bst: 7 g; BE: 7

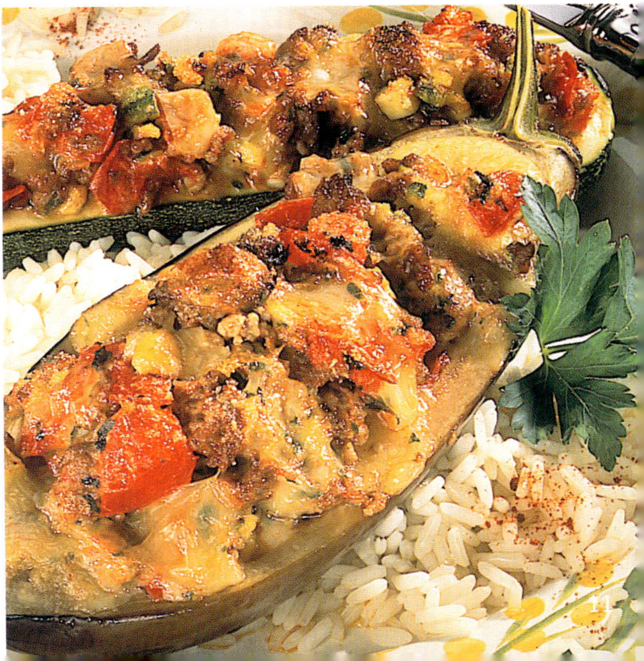

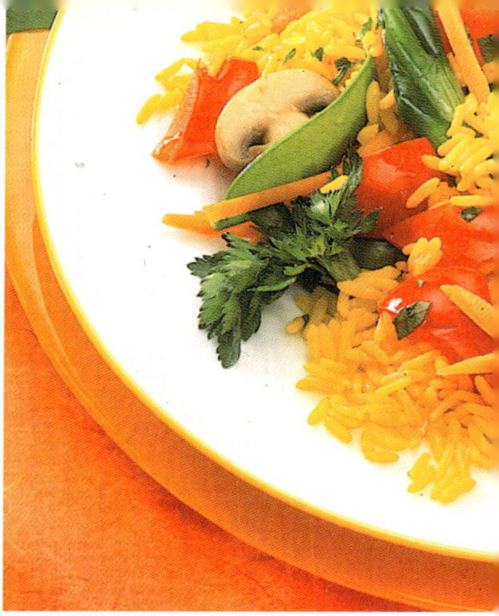

Nudelnester mit Spargel und Lachs
(2 Portionen)

100 g grüner Spargel, 100 g geräucherter Lachs, 2 EL becel Diät Pflanzencreme, 1-2 Knoblauchzehen, 1 gestr. EL Mehl, 80 ml Vollmilch (3,5 %), 80 ml Fischfond, 90 g gelbe Nudelnester, Jodsalz, Limettensaft, Pfeffer, Prise Koriander, 2 EL Dill

- Spargel putzen, längs halbieren, in kochend heißem Wasser 2 Min. blanchieren und anschließend abtropfen lassen.
- Lachs in Streifen schneiden.
- Diät Pflanzencreme erwärmen, abgezogene Knoblauchzehen hineinpressen und anschwitzen. Mehl zugeben und kurz anschwitzen. Mit Vollmilch und Fischfond ablöschen und die Sauce kurz aufkochen lassen.
- Inzwischen die Nudeln im Salzwasser bissfest garen.
- Die Sauce mit Limettensaft und Gewürzen abschmecken, Lachsstreifen und Spargel darin erwärmen.
- Die abgeschreckten und abgetropften Nudeln auf Tellern anrichten, Sauce darüber geben und mit Dill bestreuen.

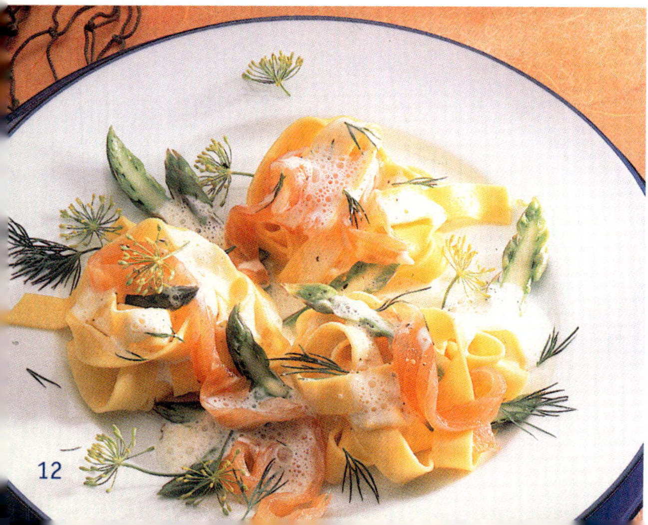

Pro Portion:
1.490 kJ/355 kcal; EW: 18 g; KH: 37 g; F: 15 g; Chol: 66 mg; Bst: 3 g; BE: 3

Gemüse-Paella
(2 Portionen)

2 EL becel Diät 3-Pflanzenöl, 1 Schalotte, 1 Knoblauchzehe, 120 g Naturreis, 1 Briefchen Safranfäden, 300 ml Hühnerbrühe, 100 g Champignons, 100 g Zuckerschoten, 1 Möhre, 2 Frühlingszwiebeln, 1 rote Paprikaschote, 2 EL Weißwein, Jodsalz, Pfeffer, 1/2 Bund glatte Petersilie

- 1 EL Pflanzenöl in einem kleinen Topf erwärmen, fein gehackte Schalotte und zerdrückten Knoblauch darin dünsten. Reis hinzufügen und unter Rühren glasig werden lassen.
- Safran in der Hühnerbrühe auflösen, zum Reis geben. Den Reis zugedeckt etwa 20 Min. quellen lassen.
- Inzwischen das Gemüse putzen, waschen und in mundgerechte Stücke schneiden.

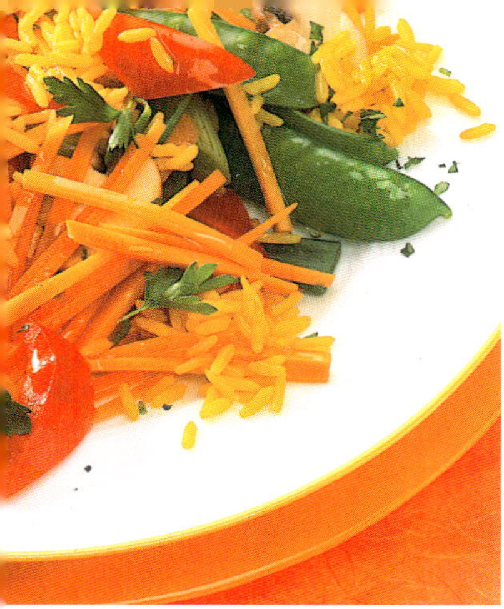

• Restliches Pflanzenöl in einem Topf erhitzen, Gemüse darin 5 Min. bei milder Hitze dünsten.
• Zusammen mit dem Wein, den Gewürzen, der gewaschenen und gehackten Petersilie unter den Reis heben, weitere 10 Min. garen.

Pro Portion:
1.825 kJ/435 kcal; EW: 18 g; KH: 59 g; F: 14 g; Chol: 26 mg; Bst: 10 g; BE: 5

Orientalischer Salat
(2 Portionen)

125 ml Gemüsebrühe (Instant), 120 g Bulgur, 1 Bund glatte Petersilie (ca. 60 g), 2 Tomaten, 100 g Du darfst Fränkische Fleischwurst, 1 kleine Zwiebel (40 g), 2 Knoblauchzehen, 2–3 EL Zitronensaft, schwarzer Pfeffer aus der Mühle, 3 EL becel Diät 3-Pflanzenöl, 2 Scheiben Fladenbrot (ca. 100 g), evtl. Zitronenspalten zum Garnieren

• Brühe und etwas Salz aufkochen, Bulgur zufügen und zugedeckt ca. 2 Min. köcheln lassen. Vom Herd nehmen und zugedeckt quellen lassen bis keine Flüssigkeit mehr im Topf ist. Bulgur in eine Schüssel geben und auskühlen lassen.
• Petersilie waschen, gut trockentupfen und die Blättchen von den Stielen zupfen. Petersilie, bis auf etwas zum Garnieren, in feine Streifen schneiden.
• Tomaten waschen, trockentupfen und fein würfeln. Fleischwurst in feine Streifen schneiden, Zwiebel und Knoblauch schälen. Zwiebel fein würfeln, Knoblauch durch eine Knoblauchpresse drücken.
• Zitronensaft, Salz, Pfeffer und Knoblauch verrühren, Pflanzenöl unterschlagen.
• Bulgur, Tomaten, Fleischwurst, Zwiebelwürfel und Petersilie mit der Marinade verrühren. Mit Salz und Pfeffer abschmecken und mit Fladenbrotstreifen anrichten.
• Mit Petersilie und Zitronenspalten garniert servieren.

Pro Portion:
2.315 kJ/550 kcal, EW: 16 g, KH: 70 g,
[illegible] 13 g; BE: 5

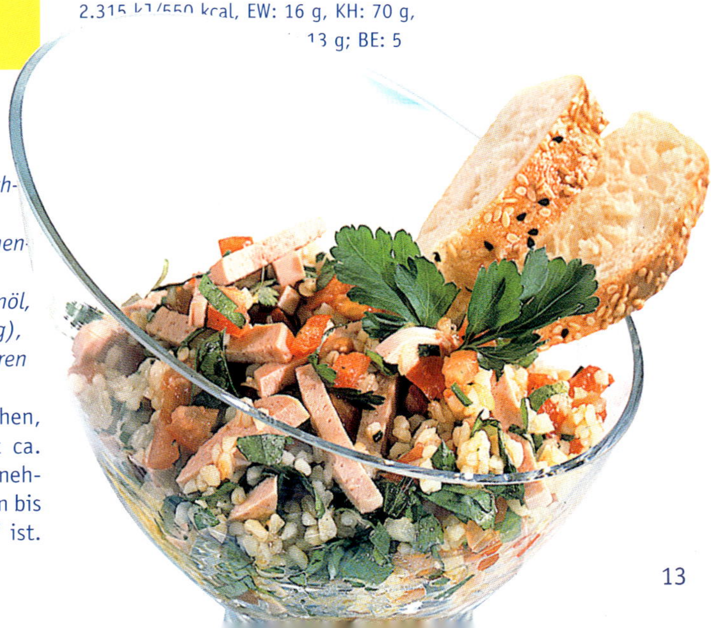

Gemüse-Spaghetti
(2 Portionen)

200 g Möhren, 200 g Zucchini, 200 g Tomaten, 150 g Vollkorn-Spaghetti (eifrei), Jodsalz, 2 Knoblauchzehen, 1 EL becel Diät 3-Pflanzenöl, Pfeffer

- Möhren schälen, Zucchini putzen. Beides abspülen und mit einem Sparschäler in lange dünne (bandnudelförmige) Streifen schneiden.
- Tomaten waschen, Stielansätze entfernen, aushöhlen und in Streifen schneiden.
- Spaghetti im kochenden Salzwasser bissfest garen. In den letzten 2 Min. der Kochzeit die Möhren- und Zucchinistreifen zufügen.
- Gemüsenudeln in ein Sieb gießen, mit kaltem Wasser abschrecken und abtropfen lassen.
- Knoblauch abziehen, in dünne Scheibchen schneiden und im erhitzten Diät 3-Pflanzenöl dünsten.
- Tomatenstreifen und Gemüse-Nudeln zugeben, kurz in der Pfanne schwenken, pfeffern, salzen und sofort servieren.

Pro Portion:
1.430 KJ/340 kcal; EW: 14 g; KH: 55 g; F: 7 g; Chol: 0 g; Bst: 14 g; BE: 4

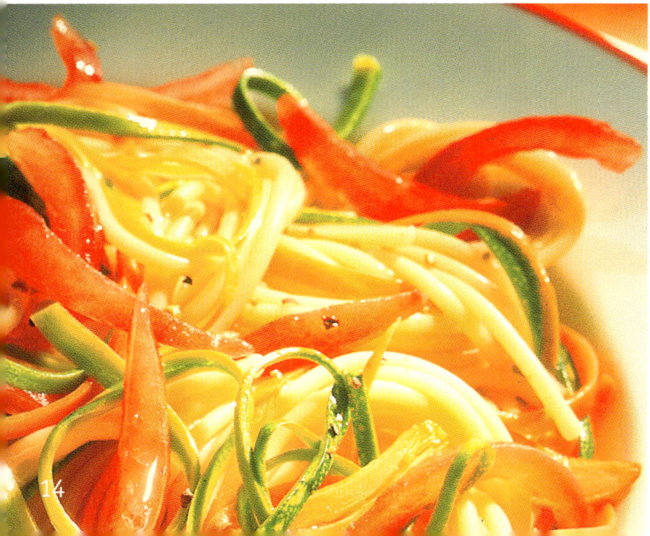

Schollenrolle mit Kürbis
(2 Portionen)

150 g Möhren, 2 Schalotten, 30 g becel Diät Pflanzencreme, 50 g Blattspinat (TK), 300 g kleine Schollenfilets (6 Stück), Zitronensaft, Jodsalz, Pfeffer, 1 kleines Ei, 2 EL Kerbelblättchen, 1 EL Senf, 125 g Wildreismischung mit Naturreis, 300 g Kürbis für Diabetiker (Glas), 120 ml Gemüsebrühe, 4 EL fettarme Milch (1,5 %), Paprika edelsüß AUSSERDEM: Alufolie (30x40 cm)

- Geputzte Möhren fein würfeln. Schalotten hacken, mit den Möhren in 20 g Diät Pflanzencreme dünsten.
- Spinat auftauen lassen.
- Schollenfilets abbrausen, trockentupfen, mit Zitronensaft beträufeln, salzen und pfeffern. Alufolie mit der übrigen Pflanzencreme bestreichen, die Filets leicht überlappend darauf legen.
- Die Hälfte der gedünsteten Möhren mit Ei, Kerbel, Senf, Salz und Pfeffer mischen.
- Zuerst Spinat, dann die Möhrenmasse auf dem Fisch verteilen. Filets von der Längsseite her dicht aufrollen und mit der Alufolie rund um die Fischrolle schließen.
- Den Reis nach Packungsanweisung garen.

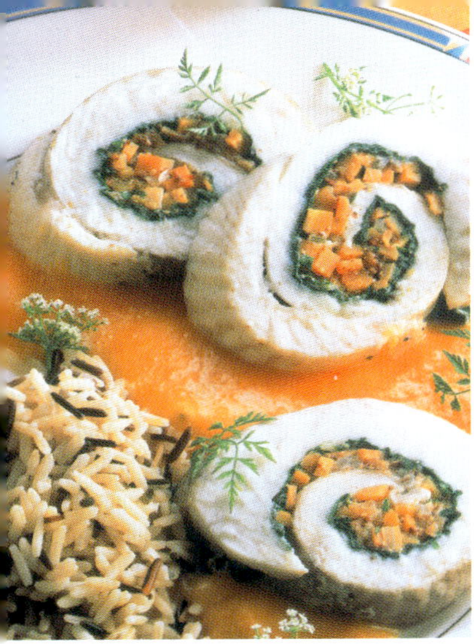

• Einen Topf ca. 3 cm hoch mit Wasser füllen, Fischrolle hineinlegen, 15 Min. garziehen lassen. Herausnehmen, 5 Min. ruhen lassen und in Scheiben schneiden.
• Für die Sauce übrige Möhren, Kürbis, Gemüsebrühe und Milch 7 Min. garen, pürieren und würzen.

Pro Portion:
2.330 kJ/555 kcal; EW: 39 g; KH: 59 g; F: 18 g; Chol: 152 mg; Bst: 4 g; BE: 5

Rote-Bete-Suppe
(2 Portionen)

1 kleine Frühlingszwiebel, 100 g Rote Bete, 1,5 EL becel Diät Pflanzencreme, 350 ml Gemüsebrühe, 70 g Fertigpulver für Klöße (Halb & Halb), Jodsalz, 150 g Sauerkraut, 4 EL becel Diät Für den Kaffee (Kaffeeweißer), 1 TL Zitronensaft, Pfeffer, 1/2 TL frischer Meerrettich

• Frühlingszwiebel putzen, waschen und das Grün in dünne Ringe schneiden. Weißes Endstück würfeln.
• Zusammen mit der geschälten und klein gewürfelten Roten Bete in der Pflanzencreme andünsten.
• Brühe angießen und das Gemüse ca. 20 Min. weich kochen, dann pürieren.
• Inzwischen Fertigpulver für Klöße nach Packungsanweisung anrühren, quellen lassen. Mit Teelöffeln kleine Klößchen abstechen, in kochendem Salzwasser garziehen lassen.
• Sauerkraut grob hacken, in der Rote-Bete-Suppe aufkochen, Diät Für den Kaffee einrühren, 10 Min. köcheln lassen. Suppe mit Salz, Pfeffer, Zitronensaft und Meerrettich abschmecken.
• Kurz vor dem Servieren die Klößchen hineingeben und die Suppe mit den Frühlingszwiebelringen bestreut servieren.

Pro Portion:
1.210 kJ/290 kcal; EW: 7 g; KH: 36 g; F: 13 g; Chol: 1 mg; Bst: 7,2 g; BE: 3

WORAUF SIE BEIM FISCHKAUF ACHTEN SOLLTEN:

Frischen Fisch erkennt man an folgenden Merkmalen:
• Geruch wie Duft vom Meer, nicht fischig
• glänzende, klare und pralle Augen
• hellrote und fest anliegende Kiemen
• glatte, nicht schmierige Schleimhäute

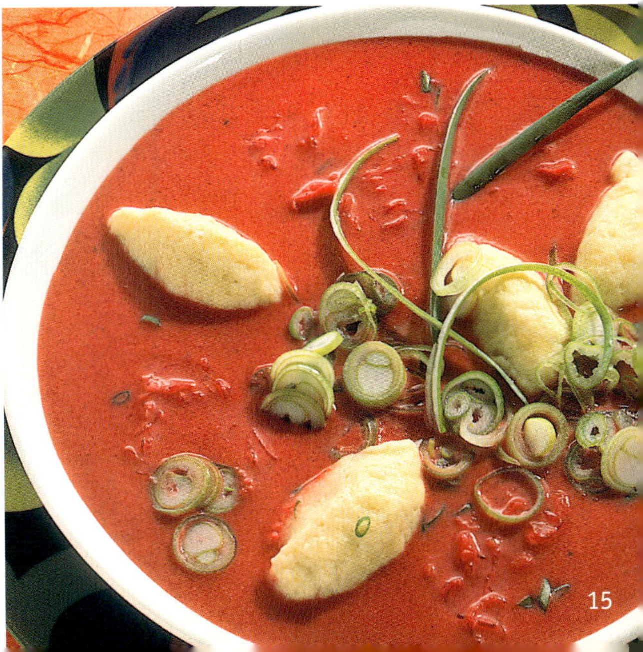

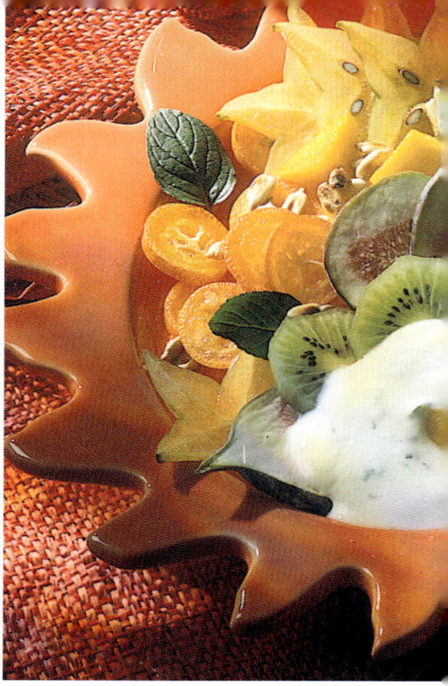

Exotischer Fruchtsalat
(2 Portionen)

50 g Litschis, 1 Karambole, 2 Feigen, 50 g Kumquats, 1 Kiwi, 1 Mango, 1 Baby-Ananas, 30 g Sonnenblumenkerne, 2 Stiele Minze, 1 Becher Joghurt (1,5 % Fett), 50 g Du darfst Frischkäse mit Buttermilch

- Litschis schälen, Karambole und Feigen waschen, Kumquats heiß abspülen, Kiwi schälen und alles in dünne Scheiben schneiden.
- Mango schälen, Fruchtfleisch vom Stein lösen und würfeln. Fruchtfleisch der Ananas aus der Schale lösen, längs vierteln und Strunk entfernen. Ananasviertel in Stücke schneiden.
- Sonnenblumenkerne in einer Pfanne ohne Fett goldbraun rösten. Minzeblätter von den Stielen zupfen, $^2/_3$ hacken, mit Joghurt und Frischkäse verrühren.
- Fruchtsalat mit Creme portionsweise anrichten und Sonnenblumenkerne überstreuen, mit restlichen Minzblättern garnieren.

Pro Portion:
1.585 kJ/380 kcal, EW: 10 g, KH: 51 g, F: 12 g; Chol: 5 mg; Bst: 8 g; BE: 4

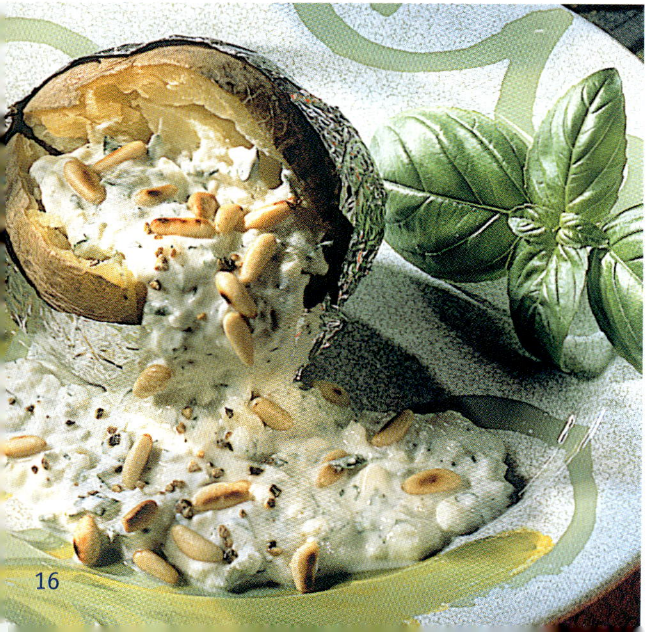

Gefüllte Folienkartoffeln
(2 Portionen)

2 große Kartoffeln, 25 g Pinienkerne, 160 g Du darfst Frischkäse mit Buttermilch, 2 EL Saure Sahne, $^1/_2$ Bund Basilikum, Pfeffer
AUSSERDEM: Alufolie

- Kartoffeln waschen und einzeln in Folie wickeln. Im vorgeheizten Backofen bei 250 °C (Gas: Stufe 4) ca. 1 Stunde backen.
- Inzwischen Pinienkerne in einer Pfanne ohne Fettzugabe goldbraun rösten.
- Frischkäse und Saure Sahne mit einer Gabel glattrühren. Basilikum

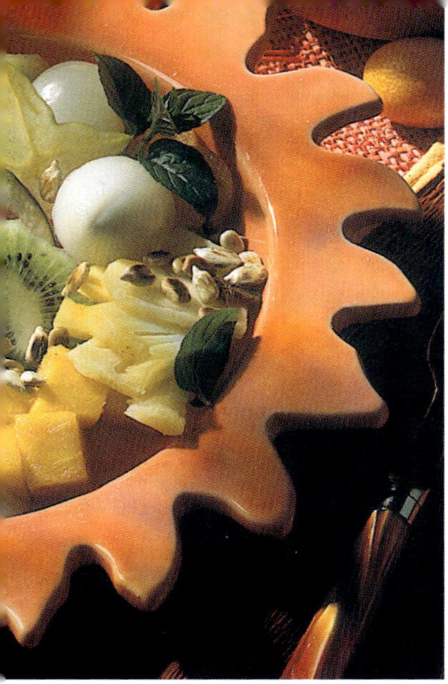

waschen, hacken und unterrühren. Mit Pfeffer würzen.

• Folie öffnen, Kartoffeln vertikal einschneiden und leicht zusammendrücken.

• Mit Käsecreme gefüllt und Pinienkernen bestreut servieren.

Pro Portion:
1.645 kJ/391 kcal; EW: 19 g; KH: 45 g; F: 15 g; Chol: 26 mg; Bst: 7 g; BE: 4

Rustikaler Kartoffeltopf mit Würstchen
(2 Portionen)

600 g fest kochende Kartoffeln, 2 Paprikaschoten, 1 große Zwiebel, 1 EL becel Diät 3-Pflanzenöl, Jodsalz, Pfeffer, 1 EL Paprika edelsüß, Majoran, 2 becel Diät Wiener Würstchen, 2 EL grob gehackte Petersilie, 2 EL Du Darfst Frischkäse mit Buttermilch

• Kartoffeln schälen, abspülen und würfeln. Gewaschene Paprikaschoten vierteln, entkernen und in Streifen, abgezogene Zwiebel in Ringe schneiden.

• Diät 3-Pflanzenöl in einem Topf erhitzen. Zwiebelringe darin dünsten, Paprika und Kartoffeln zufügen, gut $^{3}/_{4}$ l Wasser angießen, würzen und etwa 25 Min. köcheln lassen.

• Wiener Würstchen in den letzten 10 Min. mitziehen lassen. Petersilie erst kurz vor dem Servieren hinzufügen und die Würstchen nach Belieben in Scheiben schneiden.

• Eintopf in zwei tiefe Suppenteller füllen und mit je 1 EL Du Darfst Frischkäse mit Buttermilch verfeinern.

Pro Portion:
1.885 kJ/450 kcal; EW: 18 g; KH: 56 g; F: 17 g; Chol: 18 mg; Bst: 14 g; BE: 4

„DIABETIKER-FAST FOOD“ SELBST GEMACHT:

Sie können von vielen Gerichten (wie z. B. hier beim Kartoffeltopf) die doppelte Menge kochen und die Hälfte davon einfrieren – für Zeiten, in denen es schnell gehen soll. Für Fischgerichte ist dies jedoch nicht anzuraten, da sie nicht nochmals erwärmt werden sollten.

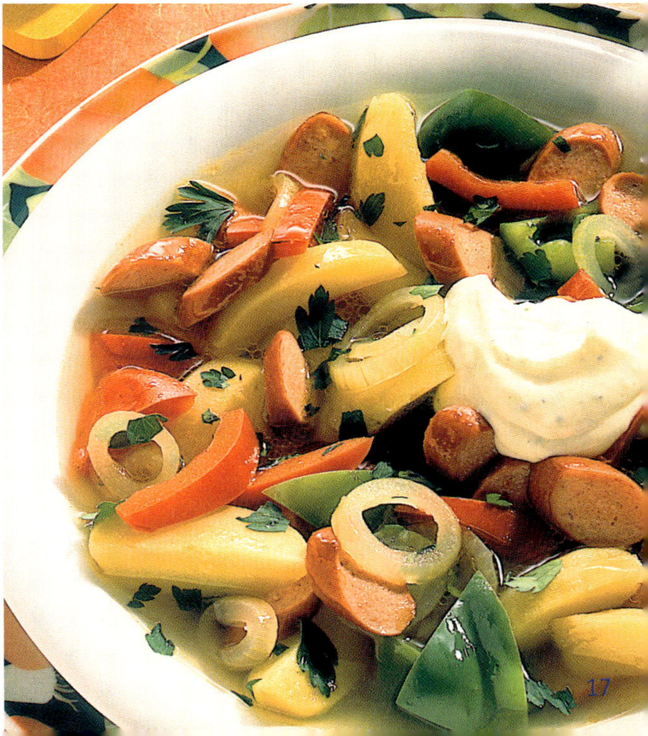

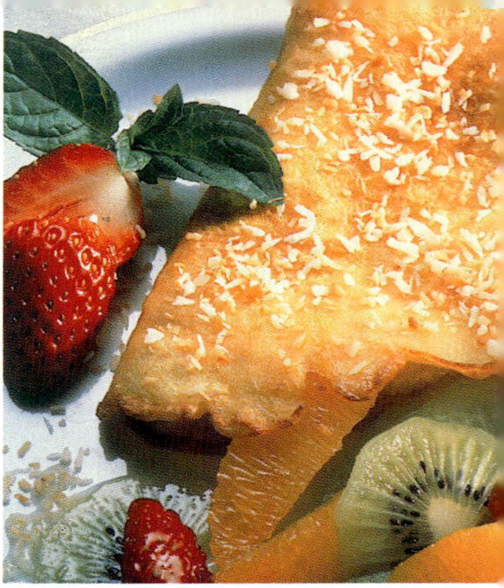

TIPP FÜR DIABETIKER, DIE GANZ AUF EIER VERZICHTEN MÖCHTEN ODER MÜSSEN:

Die meisten Kuchenrezepte in dieser Broschüre können Sie auch mit becel Diät Dotterfrei zubereiten. Dieses streng cholesterinarme Produkt ist nur in der Apotheke erhältlich. Die Handhabung ist einfach: Für jedes Ei im Rezept 1 EL Dotterfrei-Pulver mit 4 EL lauwarmem Wasser (40 ml) anrühren. 5 Min. quellen lassen, umrühren und wie ein Ei verwenden. Hinweis: Dotterfrei ist nicht für die Herstellung von Eischnee geeignet, der z. B. zum Backen von Biskuitteig benötigt wird.

Vanillewaffeln mit Beeren

(4 Stück)

WAFFELTEIG: 30 g weiche becel Diät Backmargarine, 1 Prise Jodsalz, 2 TL flüssiger Süßstoff, 2 kleine Eier, 80 g Mehl (Type 1050), je ½ TL Backpulver und Bourbon-Vanille, 100 ml Buttermilch
CREME: 200 g fettarmer Joghurt (1,5 %), einige Tropfen Süßstoff, etwas abgeriebene Limettenschale
AUSSERDEM: 200 g gemischtes Beerenobst (frisch oder TK), 1 EL becel Diät Backmargarine zum Ausbacken

- Diät Backmargarine mit Salz, Süßstoff und Eiern schaumig schlagen. Mehl, Backpulver, Vanille und Buttermilch unterrühren und den Teig ca. 10 Min. ruhen lassen.
- Inzwischen Zutaten für die Creme verrühren und das Beerenobst waschen bzw. auftauen lassen.
- Vorgeheiztes Waffeleisen mit Backmargarine einfetten. Nacheinander 4 Waffeln backen. Waffeln noch warm mit Creme und Obst servieren.

Pro Stück:
968 kJ/231 kcal; EW: 8 g; KH: 25 g; F: 11 g; Chol: 88 mg; Bst: 1,2 g; BE: 2

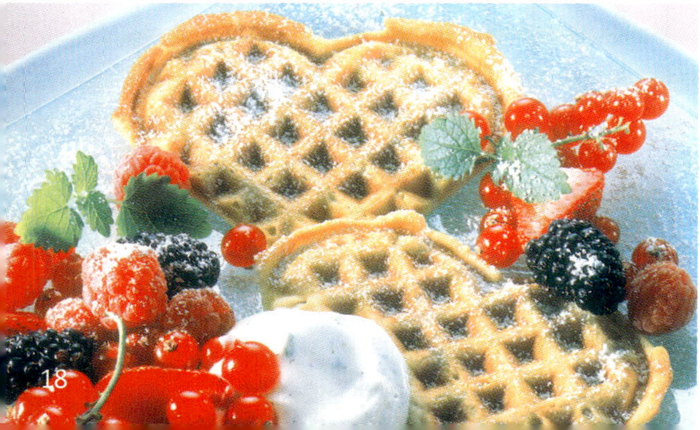

Exotischer Pfannkuchen mit Obstsalat

(4 Portionen)

TEIG: 1 EL Kokosflocken, 80 ml fettarme Milch, 1 kleines Ei, 70 g Weizenvollkornmehl, 40 g Zucker
OBSTSALAT: 3 große Orangen, 3 Kiwis, 100 g Erdbeeren,
AUSSERDEM: 1 EL becel Diät Backmargarine zum Ausbacken

- Kokosflocken in einer beschichteten Pfanne bei milder Hitze leicht bräunen. Teigzutaten zu einen glatten Teig rühren und 15 Min. quellen lassen.
- Orangen filetieren, Kiwis schälen und in dünne Scheiben schneiden, Erdbeeren putzen, waschen und in mundgerechte Stücke schneiden. Das restliche Fruchtfleisch der Orangen auspressen und über die auf Frühstückstellern verteilten Früchte geben.
- Diät Backmargarine in einer beschichteten Pfanne erhitzen. Aus dem Teig 4 Pfannkuchen ausbacken, jeden Pfannkuchen anschließend zweimal zusammenklappen.
- Die so entstandenen „Pfannkuchentäschchen" neben dem Fruchtsalat anrichten, mit Kokosraspeln bestreuen und servieren.

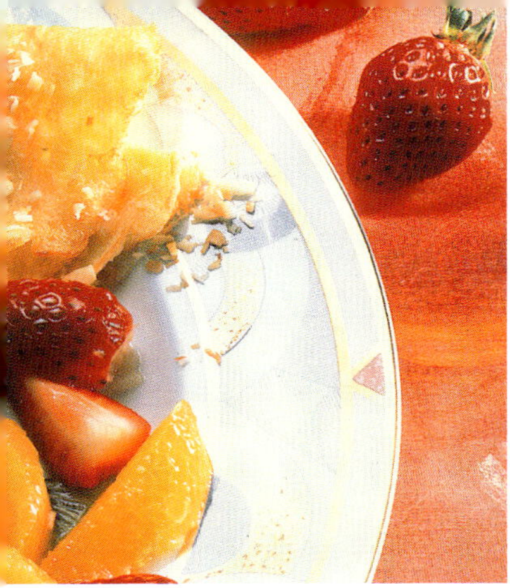

Pro Portion:
1.025 kJ/ 245 kcal; EW: 6 g; KH: 39 g; F: 7 g; Chol: 45 mg; Bst: 7 g; BE: 4

Hefeschnecken mit Beeren
(16 Schnecken)

FÜLLUNG: 250 ml fettarme Milch (1,5 %), 1/2 Päckchen Diabetiker-Vanillepuddingpulver, 1 kleines Ei, 15 g Fruchtzucker
TEIG: 1 Würfel Hefe (42 g), 250 ml fettarme Milch (1,5 %), 55 g Fruchtzucker, 500 g Mehl (Type 405), 75 g becel Diät Backmargarine, 1 kleines Ei, 1 Prise Jodsalz, 20 g becel Diät Backmargarine zum Bestreichen
BELAG: 150 g gemischte Beerenfrüchte (z. B. Waldbeeren; frisch oder TK), 2 EL Diabetiker Aprikosenkonfitüre

- 4 EL Milch mit Puddingpulver und Ei verrühren. Restliche Milch mit Fruchtzucker aufkochen lassen. Angerührtes Pulver einrühren, nochmals aufkochen lassen, dann kalt stellen.
- Hefe in lauwarmer Milch auflösen. Mit Fruchtzucker, 300 g Mehl, weicher Diät Backmargarine, Ei und Salz verkneten. 30 Min. an einem warmen Ort gehen lassen. Restliches Mehl zufügen, durchkneten und abgedeckt 15 Min. gehen lassen. Teig nochmals kneten, danach zu einem etwa 30 x 40 cm großen Rechteck ausrollen.
- Diät Backmargarine schmelzen und den Hefeteig damit bestreichen. Von der schmalen Seite her aufrollen. Die Teigrolle in 16 gleich große Stücke schneiden und auf ein mit Backpapier ausgelegtes Backblech legen.
- Mittig in jede Schnecke eine Vertiefung drücken und mit dem Pudding füllen.
- Beeren putzen und waschen bzw. auftauen und auf dem Pudding verteilen. Im vorgeheizten Backofen bei 175 °C (Gas: Stufe 2) 25–30 Min. backen.
- Aprikosenkonfitüre mit 1 EL Wasser glattrühren, kurz aufkochen und die Teigflächen der noch heißen Schnecken damit bestreichen.

Pro Schnecke:
885 kJ/210 kcal; E: 6 g; KH: 33 g; F: 6 g; Chol: 24 mg; Bst: 1,3 g; BE: 3

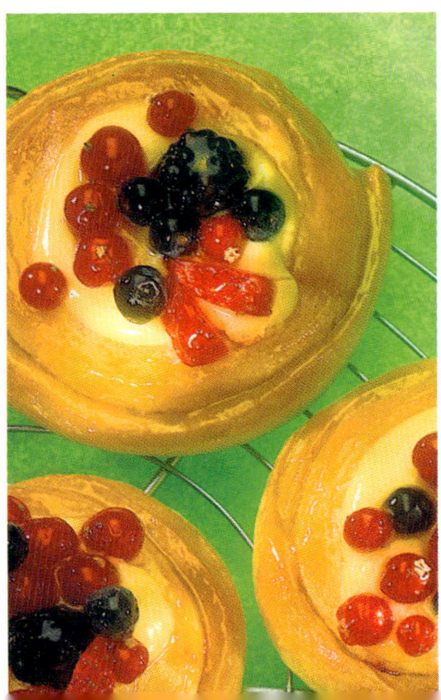

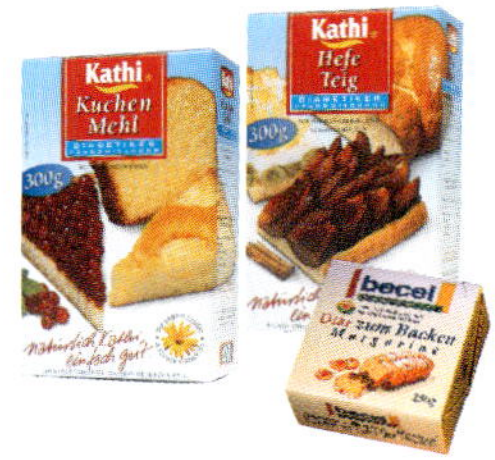

BEQUEM:
KATHI BACKMISCHUNG

Wenn es schnell gehen soll, empfiehlt sich für die Hefeschnecken die Backmischung „KATHI Diabetiker Hefeteig“. Für den Teig 2 Packungen (600 g) nach Packungsanleitung zubereiten. Für Füllung und Belag Zutaten nach vorgegebener Rezeptur verwenden.

Pro Schnecke:
942 kJ/224 kcal; EW: 5 g; KH: 33 g; F: 8 g; ges. FS: 3,0 g; einf. unges. FS: 1,3 g; mehrf. unges. FS: 3,7 g; Chol: 12 mg; Bst: 1 g; BE: 3

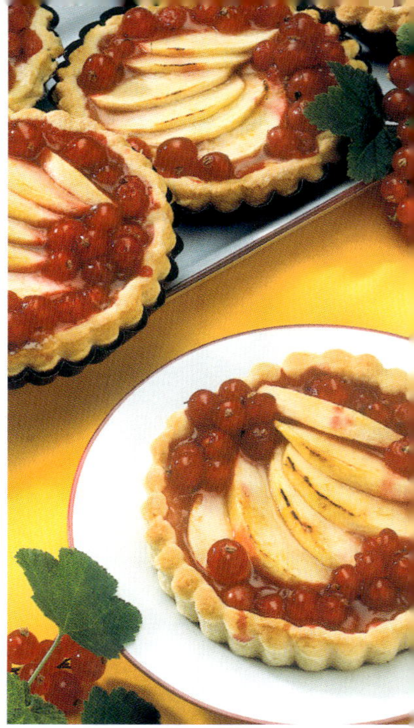

Apfel-Johannisbeer-Törtchen
(8 Törtchen)

TEIG: 100 g becel Diät Backmargarine, 300 g Mehl (Type 405), 1 Päckchen Backpulver, 65 g Fruchtzucker, 100 g Magerquark, 1 kleines Ei
BELAG: 100 g rote Johannisbeeren (frisch oder TK), 500 g saure Äpfel (z. B. Boskop)
ZUM BESTREICHEN: 2 EL Diabetiker Orangenmarmelade, 1 EL Zitronensaft

- Diät Backmargarine in einem kleinen Topf schmelzen und etwas abkühlen lassen. Mit den übrigen Teigzutaten verkneten und 10 Min. abgedeckt ruhen lassen. Teig nochmals durchkneten.
- Auf einer bemehlten Arbeitsfläche etwa 5 mm dick ausrollen. In gefettete Förmchen (z.B. Torteletttförmchen mit ca. ø 11 cm) verteilen.
- Johannisbeeren waschen und von den Rispen streifen. Äpfel schälen, vierteln, entkernen und in schmale Spalten schneiden. Äpfel und Johannisbeeren dekorativ auf die Törtchen verteilen.
- Orangenmarmelade mit Zitronensaft glattrühren und erwärmen. Äpfel damit bestreichen.
- Im vorgeheizten Backofen bei 175 °C (Gas: Stufe 2) 20-25 Min. backen.

Pro Stück:
1.325 kJ/315 kcal; E: 6 g; KH: 48 g; F: 11 g; Chol: 22 mg; Bst: 3,7 g; BE: 4

FÜR EILIGE:

Die Apfel-Johannisbeer-törtchen können Sie optimal mit der Backmischung „KATHI Diabetiker Mürbeteig" zubereiten. Für den Teig 1 Packung (300 g) nach Packungsanleitung zubereiten. Für Belag und Garnitur Zutaten nach vorgegebener Rezeptur verwenden.

Pro Törtchen:
1.317 kJ/314 kcal; EW: 3 g; KH: 44 g; F: 14 g; ges. FS: 4,8 g; einf. unges. FS: 2,4 g; mehrf. unges. FS: 6,8 g; Chol: 22 mg; Bst. 3 g; BE: 4

ALTERNATIVE ZU DEN FÖRMCHEN:

Wenn Sie keine entsprechenden Förmchen zur Hand haben, können Sie aus dem ausgerollten Teig einfach kleine Kreise (ø 11 cm) ausstechen. Aus den Teigresten ca. 1 cm hohe Streifen formen. Um die Kreisränder legen und andrücken.

Himbeer-Mango-Schnitten
(16 Stücke)

RÜHRTEIG: 125 g becel Diät Backmargarine, 70 g Fruchtzucker, 1 Msp. gemahlene Bourbonvanille, 1 kleines Ei, 1 Eigelb, 150 g Mehl (Type 405), 1 TL Backpulver, 50 ml Vollmilch (3,5 %)
AUSSERDEM: 2 Mangos, 150 g Himbeeren (frisch oder TK)
BELAG: 10 Blatt weiße Gelatine, 500 g Joghurt (1,5 %), 500 g Magerquark ,etwas flüssiger Süßstoff, 2 Eiweiß, Zitronensaft, 4 EL Mineralwasser (kohlensäurehaltig), nach Belieben einige Blättchen frische Zitronenmelisse zur Dekoration

- Weiche Diät Backmargarine mit Fruchtzucker und Bourbonvanille cremig rühren. Ei und Eigelb zufügen. Mehl mit Backpulver vermischen und mit der Milch wechselweise unter den Teig rühren.
- In eine mit Backpapier ausgelegte Backform (Maße: ca. 30 x 25 cm) mit ca. 5 cm hohem Rand geben und glattstreichen. Im vorgeheizten Backofen bei 175 °C (Gas: Stufe 2) 20–25 Min. backen und abkühlen lassen.
- Mangos schälen, Fruchtfleisch vom Stein lösen und würfeln.
- Gelatine in kaltem Wasser einweichen, ausdrücken und in einem Topf bei geringer Wärme auflösen. Joghurt, Magerquark verrühren und mit Süßstoff abschmecken. 3 EL der Creme in die Gelatine einrühren, Masse anschließend zügig unter die übrige Creme rühren und kalt stellen.
- Eiweiß mit 4 Tropfen Zitronensaft steif schlagen. Sobald die Joghurt-Quark-Creme zu gelieren beginnt, Mineralwasser, Eiweißmasse und $^3/_4$ der Mango-Würfel zufügen und unterrühren.
- Himbeeren waschen bzw. auftauen, $^3/_4$ der Beeren auf dem Kuchenboden verteilen. Creme-Masse darüber geben, glatt streichen und den Kuchen 4 Stunden im Kühlschrank kalt stellen.
- Kuchen in 16 gleich große Schnitten schneiden und kurz vor dem Servieren mit den restlichen Früchten und einigen Blättchen Zitronenmelisse dekorieren.

Pro Stück:
740 kJ/135 kcal; EW: 9 g; KH: 17 g; F: 8 g; Chol: 24 mg: Bst: 1 g; BE: 1,5

Mit der Backmischung „KATHI Diabetiker Kuchenmehl" können Sie die Himbeer-Mangoschnitten bequem herstellen:
Für den Teig
1 Packung (300 g) nach Packungsanleitung zubereiten.
Für den Belag
Zutaten nach vorgegebener Rezeptur verwenden.

Pro Stück: 914 kJ/ 218 kcal; EW: 8 g; KH: 24 g; F: 10 g; ges. FS: 3,3 g; einf. unges. FS: 2,2 g; mehrf. unges. FS: 4,5 g; Chol: 36 mg; Bst: 1 g; BE: 2

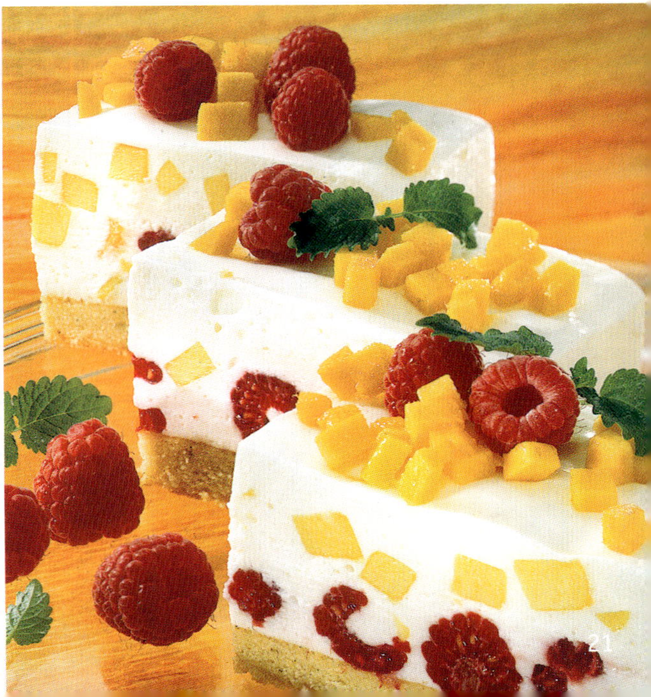

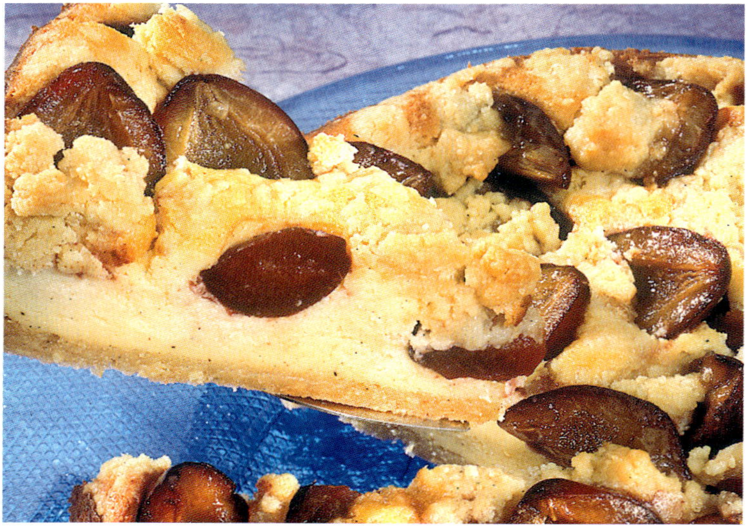

SÜSSSTOFFE:

- **Beispiele:** Cyclamat, Aspartam, Acesulfam und Saccharin sind kalorienfreie, flüssige oder feste Süßungsmittel.
- **Süßkraft:** deutlich höher als Haushaltszucker; Beispiele: Cyclamat (30fach höher), Aspartam (200fach höher), Acesulfam (200fach höher), Saccharin (500fach höher).
- **Besonderheiten:** Saccharin und Cyclamat sind hitzestabil, daher gut zum Kochen und Backen geeignet. Bei Aspartam führt eine Erhitzung über 180 °C dagegen zum Geschmacksverlust.

Pflaumen-Streuselkuchen
(16 Stücke)

TEIG: 125 g becel Diät Backmargarine, 200 g Mehl, 100 g gemahlene Mandeln, 120 g Fruchtzucker
FÜLLUNG: 75 g becel Diät Backmargarine, 120 g Fruchtzucker, 1 Messerspitze gemahlene Bourbonvanille, 2 kleine Eier, 1 Päckchen Diabetiker-Vanillepuddingpulver, 1 EL Zitronenschale, 3 EL Zitronensaft, 500 g Magerquark
BELAG: 620 g entsteinte, blaue Pflaumen

- Diät Backmargarine in einem Topf schmelzen und etwas abkühlen lassen. Mit Mehl, Mandeln und Fruchtzucker zu einem Streuselteig verkneten.
- Gefettete Springform (ø 26 cm) am Rand mit einem Streifen Backpapier auslegen. 3/4 der Streusel auf den Boden drücken. Im vorgeheizten Backofen bei 180 °C auf der 2. Schiene von unten 10 Minuten vorbacken.
- Weiche Diät Backmargarine mit Fruchtzucker und Bourbonvanille cremig rühren. Eier nacheinander zufügen und die restlichen Zutaten für die Füllung unterrühren.
- Alles auf den Teigboden füllen, mit den Pflaumenhälften belegen und den restlichen Mandelstreuseln bestreuen.
- Bei gleicher Temperatur weitere 80 Min. backen, eventuell nach 50 Min. abdecken.
- Kuchen etwas abkühlen lassen, aus der Form lösen und lauwarm oder kalt servieren.

Pro Stück:
1.220 kJ/290 kcal; EW: 8 g; KH: 31 g; F: 15 g; Chol: 22 mg; Bst: 2 g; BE: 2,5

Birnen-Himbeer-Küchlein
(4 Stück)

TEIG: 100 g Mehl (Type 1050), 35 g becel Diät Backmargarine, ½ EL Diabetiker-Streusüße (Fruchtzucker mit Aspartam), 1 Prise Jodsalz, 4 EL kaltes Wasser
FÜLLUNG: 1 Glas Williams-Christ-Birnen für Diabetiker (Abtropfgew. 190 g) oder 2 Birnen, 40 Himbeeren (frisch oder TK), 15 g Diabetiker-Streusüße (Fruchtzucker mit Aspartam), 1 EL Vanillepuddingpulver für Diabetiker, 1 kleines Ei, ⅛ l fettarme Milch (1,5 %), 1 EL gem. Haselnüsse
AUSSERDEM: Mehl zum Arbeiten, becel Diät Backmargarine zum Einfetten der Förmchen, einige Blättchen Zitronenmelisse

- Mehl, Diät Backmargarine, Streusüße, Salz und Wasser zu einem glatten Teig verkneten. In Folie wickeln und 15 Min. ruhen lassen.
- Inzwischen Birnen in mundgerechte Stücke schneiden und mit den Himbeeren bereitstellen. Streusüße, Puddingpulver, Ei und Milch glatt rühren.
- Teig auf einer bemehlten Arbeitsfläche etwa 2 mm dick ausrollen und 4 Kreise à 16 cm ausstechen. 4 runde Förmchen (ø 10 cm) ausfetten und die Teigstücke hineinlegen. Den Rand wellenförmig zusammenlegen.
- Haselnüsse auf den Teigböden verteilen und 4–5 Birnenstückchen sowie je 10 Himbeeren darauf legen.
- Im vorgeheizten Backofen bei 200° C (Gas: Stufe 3) 10 Min. auf der zweiten Schiene von unten vorbacken.
- Vanillemilch bis zum Rand einfüllen, Küchlein bei gleicher Temperatur 20–25 Min. fertig backen.
- Nach dem Auskühlen mit Streusüße und Zitronenmelisse garnieren.

Pro Stück:
1.070 kJ/255 kcal; E: 6 g; KH: 33 g; F: 11 g; Chol: 45 mg; Bst: 4 g; BE: 3

ZUCKERAUSTAUSCH-STOFFE:

- **Beispiele: Fruktose (Fruchtzucker), Sorbit und Xylit sind Kohlenhydrate und damit kalorienhaltig. So besitzt z. B. Fruktose etwa den selben Energiegehalt wie Haushaltszucker.**
- **Süßkraft: Fruktose süßt besonders intensiv. Deshalb kann beim Austausch von Haushaltszucker gegen Fruktose die verwendete Menge um etwa ein Drittel gesenkt werden.**
- **Besonderheiten: Fruktose bräunt schneller; deshalb den Kuchen beim Backen nach einiger Zeit abdecken.**

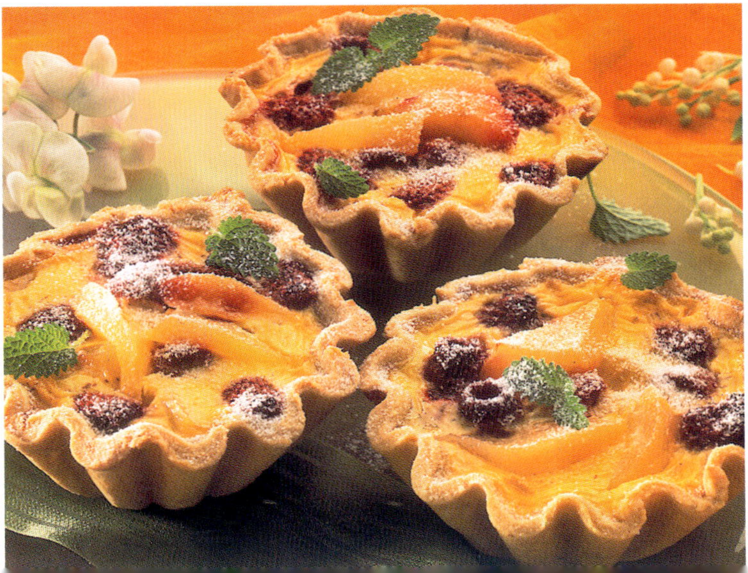

SVEN-DAVID MÜLLER · CHRISTIANE WEISSENBERGER

Ernährungsratgeber Typ-2-Diabetes

Genießen erlaubt

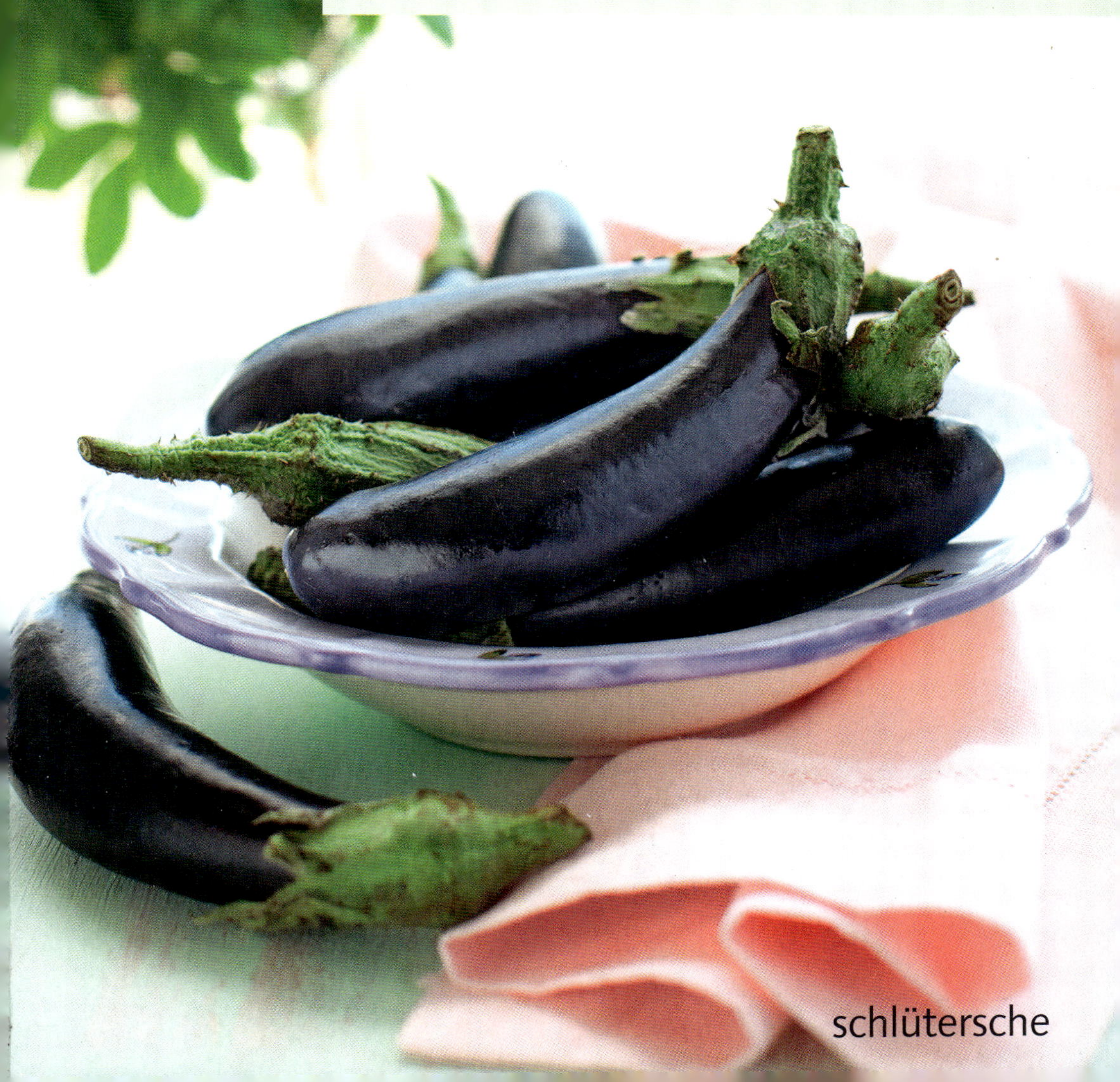

schlütersche

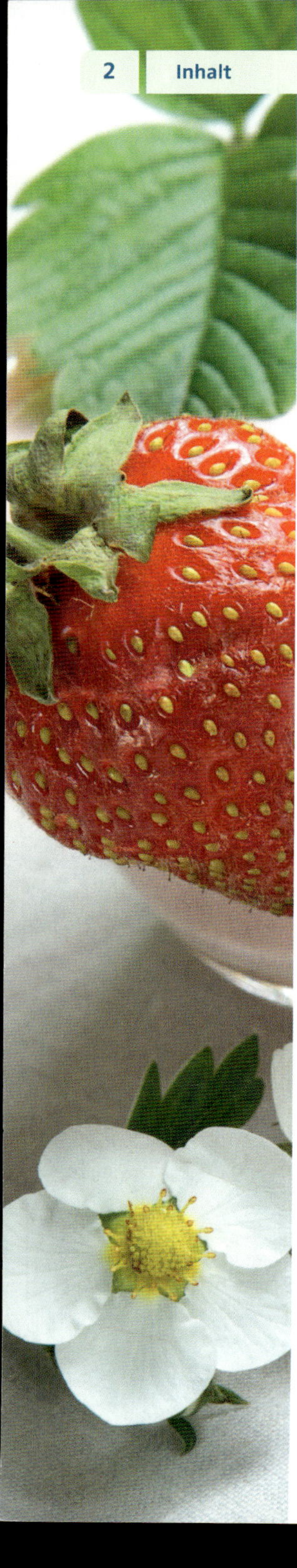

„In diesem Buch möchten wir Ihnen aufzeigen, wie eine optimale Diabetestherapie funktioniert und welchen Stellenwert die Ernährungsweise einnimmt."

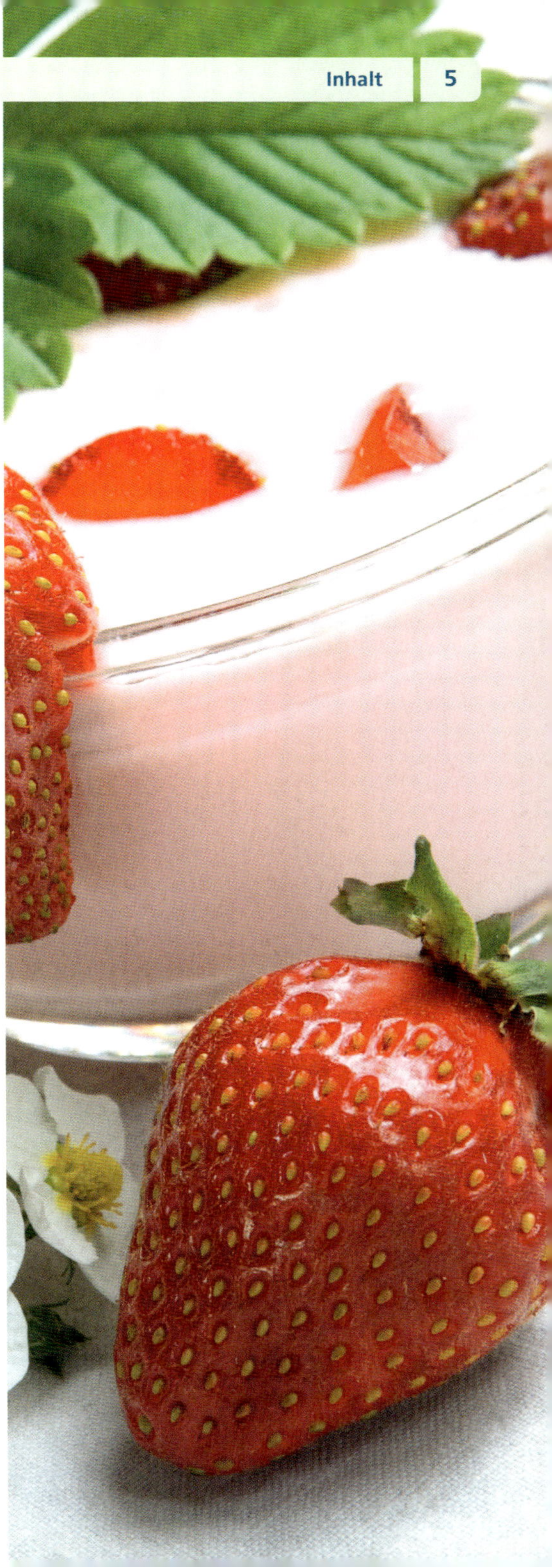

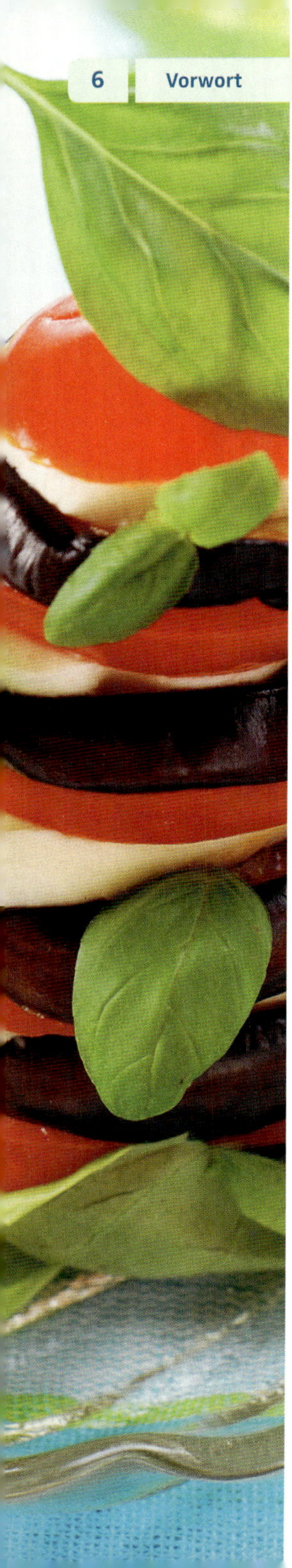

VORWORT

Liebe Leserinnen und Leser,

mit mehr als sieben Millionen Betroffenen in Deutschland hat sich der Typ-2-Diabetes zu einer Volkskrankheit entwickelt. Während der Typ-2-Diabetes noch vor wenigen Jahren zu Recht die volkstümliche Bezeichnung Altersdiabetes hatte, leiden heute immer mehr Erwachsene und seit einigen Jahren sogar Kinder und Jugendliche unter dieser Diabetesform.

Um die Behandlung der Typ-2-Diabetiker ist es in Deutschland nicht optimal gestellt. Viele Patienten bekommen falsche Medikamente und werden durch Behandlungsfehler insulinpflichtig gemacht. Dabei haben übergewichtige Menschen eigentlich nie zu wenig Insulin. Im Gegenteil: Zum Zeitpunkt der Diagnosestellung haben praktisch alle übergewichtigen Typ-2-Diabetiker zu viel Insulin im Körper. Aber dieses Insulin wirkt nicht richtig. Diabetologen sprechen in diesem Zusammenhang von einer Insulinresistenz. Insulinresistenz und ein zu hoher Insulinspiegel heizen sich gegenseitig an; irgendwann sind dann die insulinproduzierenden Zellen der Bauchspeicheldrüse überfordert und versagen ihren Dienst. Erst dann wird ein übergewichtiger Typ-2-Diabetiker zum insulinpflichtigen Diabetiker.

Aber das muss nicht sein, denn Typ-2-Diabetes ist die Folge von Fehlernährung, Übergewicht und Bewegungsmangel. So konnten wir feststellen, dass bei einem extrem hohen Anteil von übergewichtigen Typ-2-Diabetikern schon eine leichte Gewichtsreduktion genügt, um ihre Blutzuckerwerte zu normalisieren. Abnehmen muss natürlich jeder Patient selbst – dabei kann ihn der

Arzt nur unterstützen. Denn mit dem Bauch verschwindet auch der erhöhte Blutzucker und oft sind keine zusätzlichen Medikamente mehr nötig!

In unserer zwanzigjährigen Berufspraxis haben wir viele hundert Patienten beraten und betreut. Sie kamen mit Übergewicht und Blutzuckerproblemen in unsere Sprechstunde und wurden mit weniger Gewicht und normalen Blutzuckerwerten entlassen. Sogar Patienten, die bereits Tabletten eingenommen hatten oder Insulin spritzen mussten, konnten durch eine Gewichtsreduktion ganz oder teilweise auf ihre Medikation verzichten.

In diesem Buch möchten wir Ihnen aufzeigen, wie eine optimale Diabetestherapie funktioniert und welchen Stellenwert die Ernährungsweise einnimmt. Wenn Sie unter Übergewicht leiden, finden Sie hier ein Programm, das Ihnen definitiv beim Abnehmen hilft. Wenn Sie Ihren Ernährungs- und Lebensstil ändern, haben Sie die Chance Ihre Blutzuckerwerte zu normalisieren und gesünder zu werden. In jedem Falle sind weniger Medikamente erforderlich und das Leben wird leichter. Jedes Pfund weniger ist ein Schritt in die richtige Richtung. Doch Sie müssen das wollen, sonst funktioniert es nicht – wir helfen Ihnen dabei mit all unseren Erfahrungen und der Unterstützung, die wir geben können.

Bitte wenden Sie sich gerne an uns, wenn Sie Fragen haben.

Ihr
Sven-David Müller

Ihre
Christiane Weißenberger

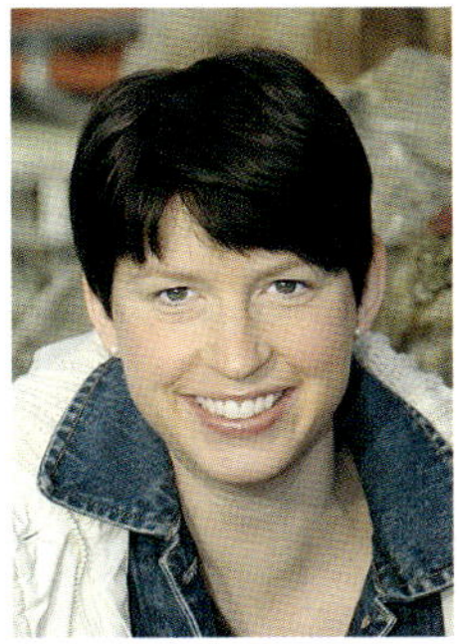

Christiane Weißenberger
Diätassistentin/ Diabetesassistentin

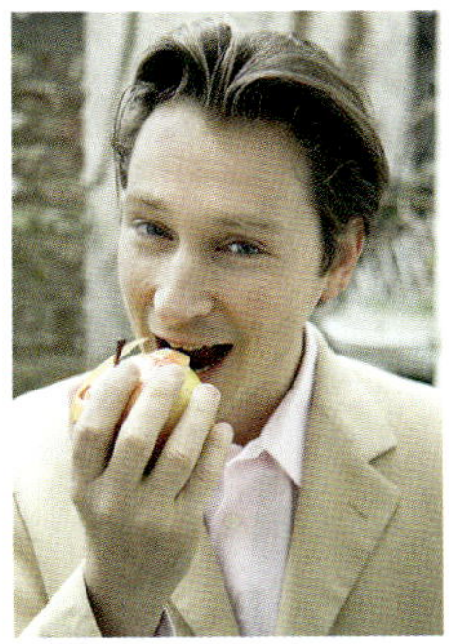

Sven-David Müller
Diätassistent/ Diabetesberater Master of Science in Applied Nutritional Medicine (Angewandte Ernährungsmedizin)

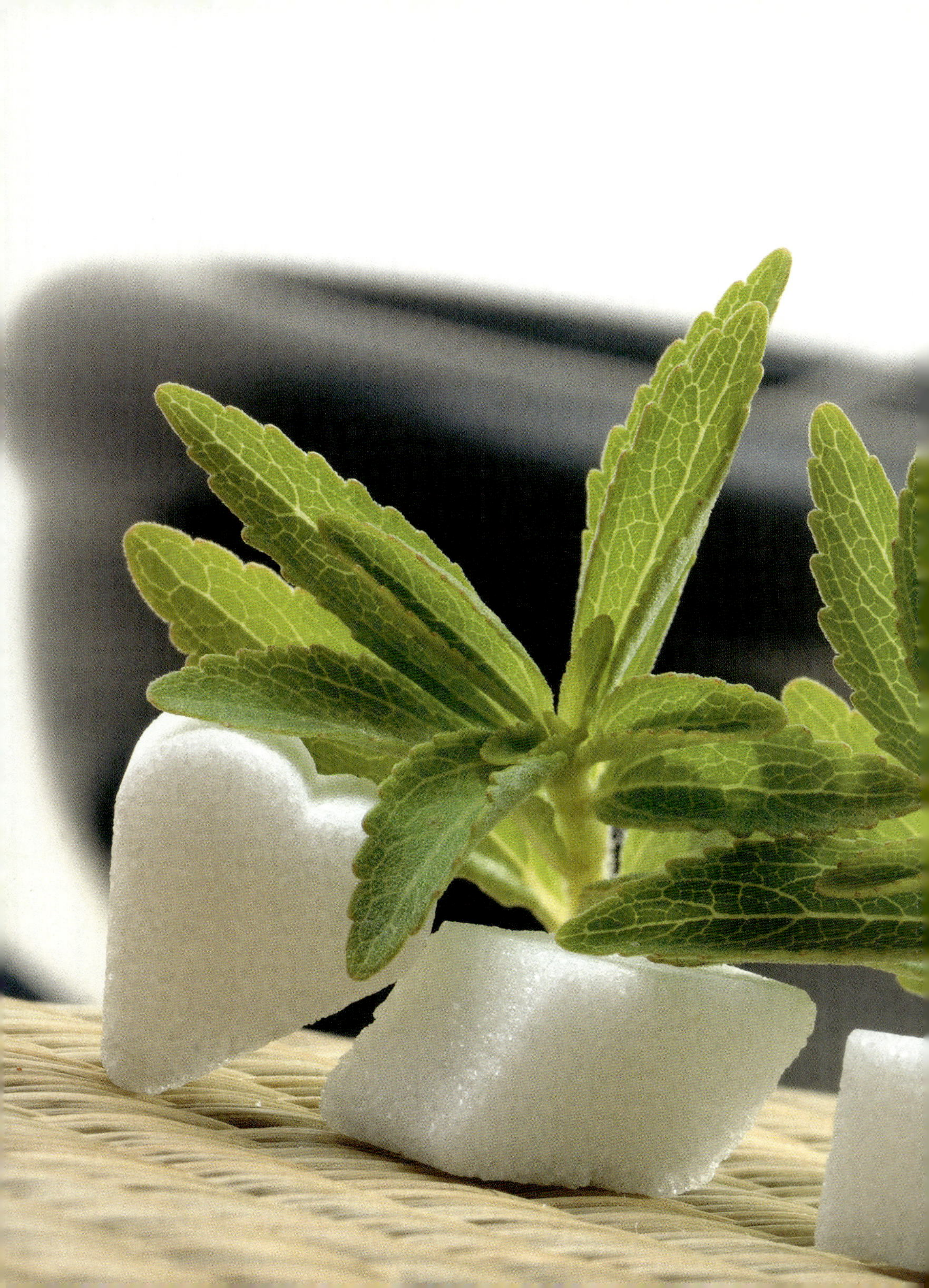

DIABETES MELLITUS – WICHTIG ZU WISSEN

Der Diabetes mellitus Typ 2 – umgangssprachlich immer noch als „Zuckerkrankheit“ bezeichnet – betrifft den gesamten Stoffwechsel der Betroffenen. In der Regel sind eine falsche Ernährung und zu wenig Bewegung Auslöser des chronischen Krankheitsgeschehens samt ihren vielfachen Begleitkomplikationen. Die gute Nachricht: Mit der richtigen Ernährung und moderater sportlicher Betätigung können Sie trotz Diabetes ein beschwerdefreies Leben führen!

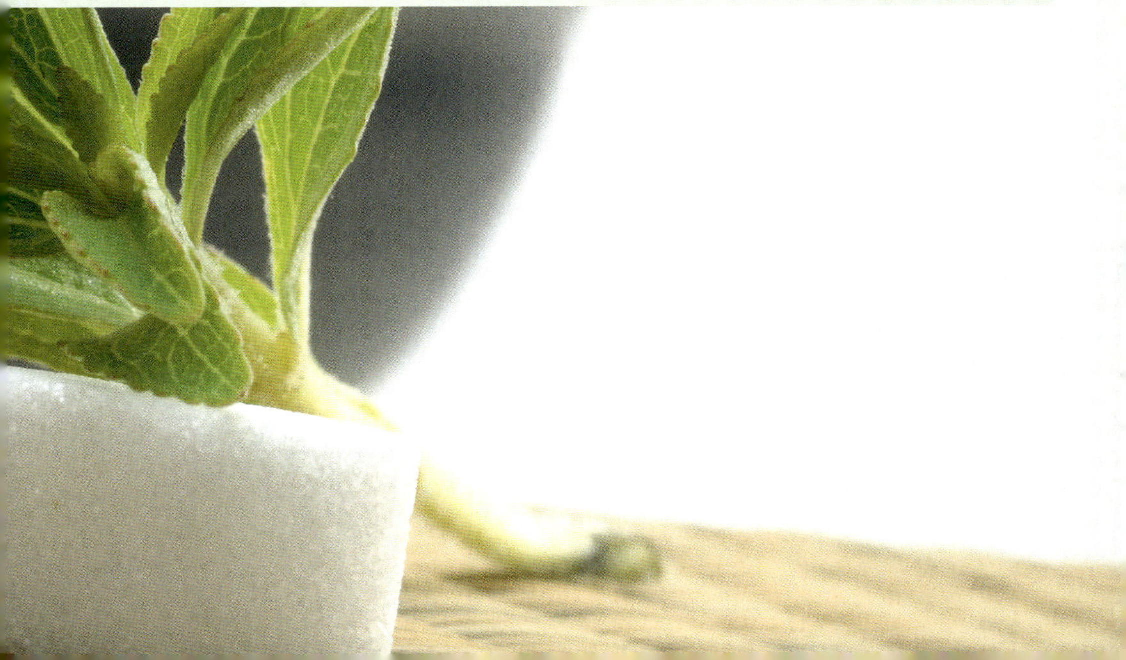

Die verschiedenen Diabetestypen

Diabetes mellitus ist weltweit eine Volkskrankheit, die in allen Bevölkerungsschichten vorkommt. Diabetes mellitus betrifft den gesamten Stoffwechsel, und nicht – wie viele meinen – nur den Zuckerstoffwechsel. Die Ursachen der Krankheit sind vielfältig. Grundsätzlich entsteht der unbehandelte Diabetes mellitus durch erhöhte Blutzuckerwerte, die durch Defekte oder das Fehlen der Insulinsekretion, der Insulinwirkung an den Zellen oder durch beides hervorgerufen werden.

Bei Typ-2-Diabetikern liegt eine Insulinresistenz vor – das Insulin wirkt nicht richtig. Insbesondere die direkt nach dem Essen von Kohlenhydraten einsetzende Insulinproduktion erfolgt erst verzögert und dann in übermäßigem Umfang. Auf diese nicht bedarfsgerechte Insulinproduktion und den erhöhten Blutzuckerspiegel reagiert der Körper – insbesondere wenn zudem Bewegungsmangel und genetische Faktoren vorliegen – mit einer Insulinresistenz.

!

Ein zu hoher Blutzuckerspiegel wird als Hyperglykämie bezeichnet.

Zu Erkrankungsbeginn haben viele Diabetiker sogar einen Insulinüberschuss. Bei Überschreiten der sogenannten Nierenschwelle führt der erhöhte Blutzucker zu einer erhöhten Urinproduktion und zum Ausscheiden von Traubenzucker (Glukose) über den Urin. Von der Antike bis zu Beginn des 20. Jahrhundert wurde die Diagnose über eine Geschmacksprobe gestellt: Der Urin schmeckte süß. Das ist auch der Grund für die Bezeichnung Diabetes mellitus, was übersetzt soviel wie „honigsüßer Durchfluss" heißt.

Unbehandelt führt der Diabetes mellitus nicht nur zu einer Überzuckerung. Neben dem Kohlenhydratstoffwechsel sind auch der Lipid- und der Proteinstoffwechsel beeinflusst. Das heißt, dass bei Diabetikern die Verstoffwechselung von Zucker (Kohlenhydraten), Eiweißen (Proteinen) und Fetten (Lipiden) gestört ist. Diabetiker leiden also behandelt und noch mehr unbehandelt unter krankhaften Veränderungen des Gesamtstoffwechsels. Bei Typ-2-Diabetikern sind aber nicht nur diese Stoffwechselprobleme gegeben, denn zusätzlich leiden mehr als 50 Prozent der Betroffenen unter Herz-Kreislauf-Erkrankungen, Bluthochdruck, Gicht, Gallensteinleiden und Übergewicht. Das Übergewicht ist schließlich auch der Auslöser der Erkrankung Typ-2-Diabetes. Hinzu kommen Bewegungsmangel und eine erbliche Veranlagung. Die Genetik lässt sich noch nicht beeinflussen, umso mehr dafür aber der Bewegungsmangel und das Übergewicht. Durch die Kombination Ernährungsumstellung und Bewegungsintensivierung lässt sich bei fast allen Typ-2-Diabetikern der Blutzucker wieder optimieren und oft die diabetische Stoffwechselsituation

Mit einer gesunden und frischen Kost können Sie Ihre Blutzuckerwerte normalisieren.

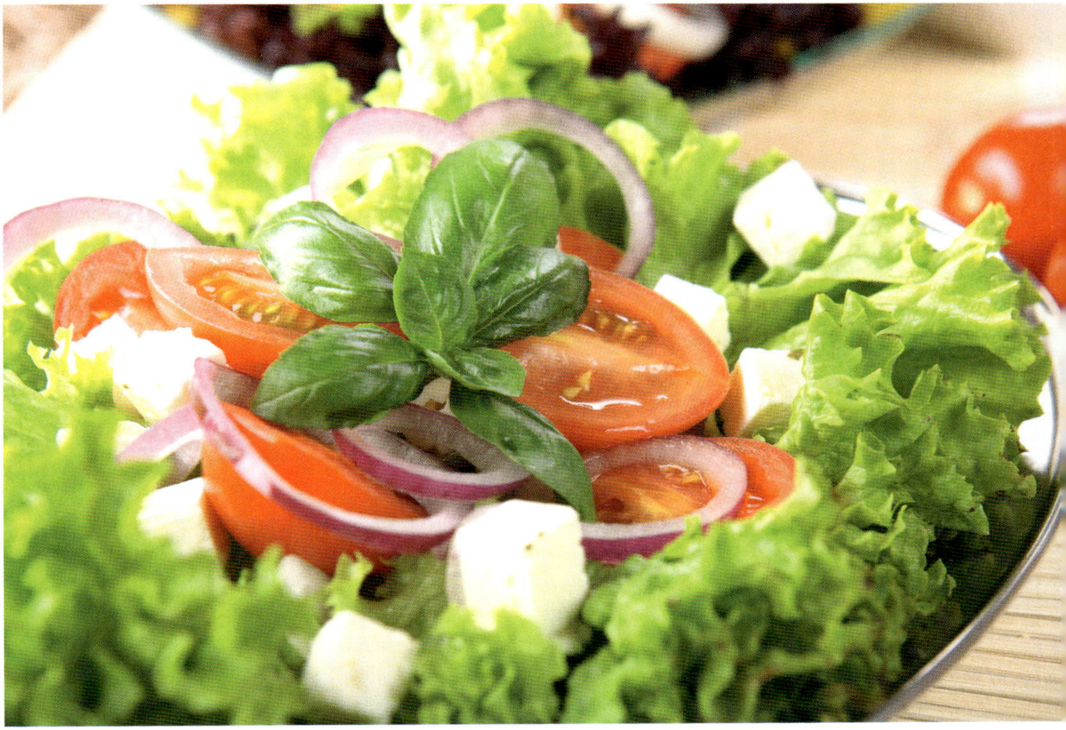

!

Sie können Ihre Erkrankung mit der richtigen Ernährung und Bewegung positiv beeinflussen.

total normalisieren. Der Typ-2-Diabetes ist in vielen Fällen eine durch Gewichtsabnahme und Bewegung heilbare Krankheit.

Es gibt viele verschiedene Formen des Diabetes und die Therapie ist davon auch abhängig. Während früher insbesondere in den jugendlichen (juvenilen) Diabetes mellitus und den Erwachsenen- oder Altersdiabetes eingeteilt wurde, gilt seit einigen Jahren eine neue Einteilung, die weltweit angewendet wird. Danach wird der Diabetes mellitus in die Typen 1 und 2 eingeteilt.

Der Typ-1-Diabetes ist vergleichsweise selten. Einige Hunderttausend Patienten in Deutschland leiden darunter. Sie sind immer sofort und lebenslang insulinpflichtig. Mehr als 95 Prozent der Diabetiker in Deutschland sind jedoch Typ-2-Diabetiker und mehr als 90 Prozent von ihnen sind übergewichtig. Bei einer Gewichtsabnahme käme es bei fast allen zur Blutzuckernormalisierung. Schlanke Typ-2-Diabetiker sind selten. Sie bedürfen dann auch keiner Gewichtsabnahme, sollten aber auch nicht zunehmen.

Diabetes mellitus Typ 1 und Typ 2 im Vergleich

	TYP-1-DIABETES	TYP-2-DIABETES
Häufigkeit in Deutschland	Etwa 550 000 Betroffene	Bekannt sind etwa 7 Millionen Betroffene – man vermutet aber eine hohe Dunkelziffer.
Erkrankungsalter	Kinder und Jugendliche, seltener Erwachsene, generell aber keine Altersbegrenzung.	Erwachsene ab etwa 40 Jahren, in den letzten Jahren zunehmend auch junge Erwachsene, sogar Jugendliche.
Hauptursachen	Zerstörung der Beta-Zellen durch Autoimmunprozesse und auch genetische Faktoren (untergeordnete Rolle).	Ungesunder Lebensstil, vor allem mangelnde Bewegung sowie Fehl- und Überernährung, mit sich daraus entwickelnder Insulinresistenz. Wird außerdem durch Übergewicht und eine genetische Anlage begünstigt.

	TYP-1-DIABETES	TYP-2-DIABETES
Auftreten/Beginn	Akut bis subakut	Meist schleichend
Symptome	Durst mit reichlichem Trinken, große Mengen an Urin (auch nachts), massiver Gewichtsverlust, Müdigkeit, hohe Blutzuckerwerte, Zuckerausscheidung im Urin und Ketoazidose (Stoffwechselentgleisung).	Häufig keine Beschwerden, seltener kommt es zu schweren Stoffwechselentgleisungen. Häufiger sind schwere Veränderungen an den großen und kleinen Blutgefäßen sowie Nervenschäden zu beobachten, die anfangs aber symptomlos sind und von den Betroffenen oft unbemerkt bleiben.
Körpergewicht	Meist ist eine deutliche Gewichtsabnahme innerhalb kurzer Zeit zu beobachten.	Sehr häufig sind die Betroffenen übergewichtig – da das Insulin in der Regel nur leicht vermindert bis vermehrt im Blut vorhanden ist, haben die Patienten Heißhunger. Dies fördert den Fettaufbau und das Übergewicht und führt wiederum zu einer Insulinresistenz und verminderten Aufnahme von Zucker in die Zellen.
Insulinsekretion	Vermindert bis fehlend	Subnormal bis hoch, qualitativ aber immer gestört
Insulinresistenz	Keine oder nur gering	Oft ausgeprägt
Familiäre Häufung	Gering	Hoch (bei eineiigen Zwillingen über 90 Prozent)
Stoffwechsel	Labil	Stabil
Behandlung	Lebenslange Insulintherapie, gesunde, ausgewogene Ernährung und regelmäßige körperliche Aktivität.	Gewichtsreduktion durch Ernährungsumstellung und Bewegung.

Die Diagnose des Diabetes mellitus: einfach und schnell

Das wichtigste Symptom des Diabetes ist der erhöhte Blutzuckerspiegel. Dieser lässt sich leicht vom Arzt feststellen. Trotzdem wird die Diagnose Typ-2-Diabetes mellitus oft erst sehr spät gestellt, da die Erkrankung weniger drastisch verläuft als der Typ-1-Diabetes. Die Symptome sind anfangs unspezifisch und werden von den Betroffenen nicht eindeutig erkannt, der Verlauf ist schleichend. Dabei ist ein Selbsttest ganz einfach, denn in vielen Apotheken werden Blutzuckermessungen angeboten. Sinnvoll ist es, bei Verdachtsmomenten auf Diabetes auch zu prüfen, ob Traubenzucker mit dem Urin ausgeschieden wird. Harnzuckerteststreifen gibt es preiswert in jeder Apotheke. Ergänzend sollte in jedem Fall ein Arzt konsultiert werden. Dieser kann die Diagnose eindeutig stellen.

!

Zur sicheren Diagnose wird ein Traubenzuckerbelastungstest durchgeführt.

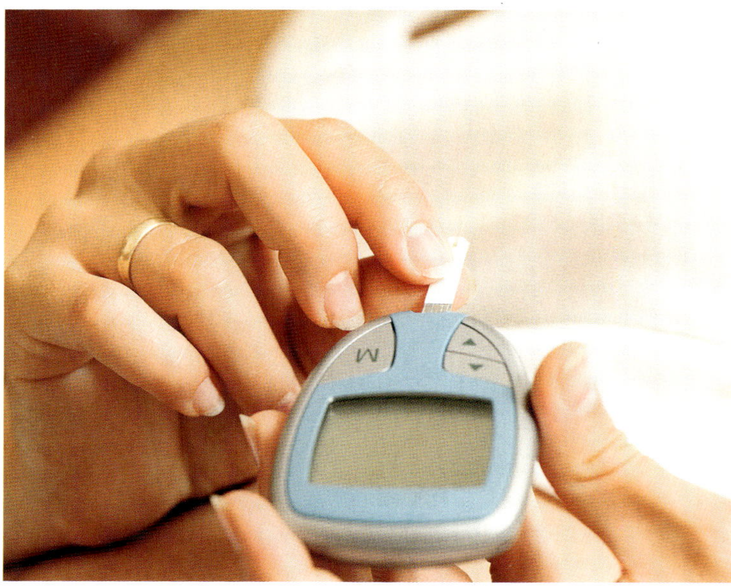

Ihren Blutzucker können Sie ganz einfach selbst messen.

Die Diagnose Diabetes mellitus wird sicher gestellt, wenn ein spontan gemessener Blutzuckerspiegel oberhalb 200 mg/dl liegt. In der Regel wird zur sicheren Diagnose ein Traubenzuckerbelastungstest (Glukose-Toleranz-Test OGGT) durchgeführt.

Typische Symptome eines unbehandelten oder schlecht eingestellten Typ-2-Diabetes sind:

- Starker Durst
- Harndrang (auch nachts) mit großer Harnproduktion
- Schlecht heilende Wunden
- Neigung zu Infektionen
- Hautjucken (auch im Genitalbereich)
- Erhöhter Blutzucker
- Urinzuckerausscheidung
- Schlechtes Allgemeinbefinden
- Leistungsminderung
- Sehschwankungen
- Übelkeit
- Erbrechen
- Impotenz

Die Krankheiten, die den Diabetes mellitus begleiten

Fast alle Typ-2-Diabetiker sind durch Übergewicht und Bewegungsmangel sozusagen am ganzen Körper krank. Insbesondere sind die Erkrankungen des sogenannten metabolischen Syndroms – Bluthochdruck, Übergewicht, Fettstoffwechselstörungen – häufig festzustellen.

Eine Studie konnte zeigen, dass die optimale Einstellung des Blutdrucks die Wahrscheinlichkeit, Folgekomplikationen des Diabetes zu entwickeln, mindestens genauso vermindert wie die optimale Blutzuckereinstellung. Daher sollten Sie auch den Blut-

!

Diabetiker sollten auch ihren Blutdruck regelmäßig dokumentieren.

druck selbst bestimmen und die gemessenen Werte protokollieren. Entsprechende Tagebücher oder Tabellen können dann beim Arztbesuch vorgelegt werden.

Bluthochdruck bekämpfen bedeutet in erster Linie den Abbau von Übergewicht. Außerdem ist es wichtig, dass Sie nicht zu viel Salz essen. Noch wichtiger und effektiver als eine salzarme Kost ist eine reichliche Kaliumzufuhr über Gemüse und Obst. Außerdem hat Magnesium blutdrucksenkende Effekte. Dies trifft auch für Omega-3-Fettsäuren zu, z. B. in Form von Fischölkapseln aus der Apotheke. In der Regel ist eine Dosis von 500 bis 1000 mg Fischöl ausreichend. Zudem senken die in Fischöl reichlich vorkommenden Omega-3-Fettsäuren den Triglyzerid-Spiegel und verbessern die Blutfließeigenschaften; sie haben auch eine positive Wirkung auf die Nieren des Diabetikers.

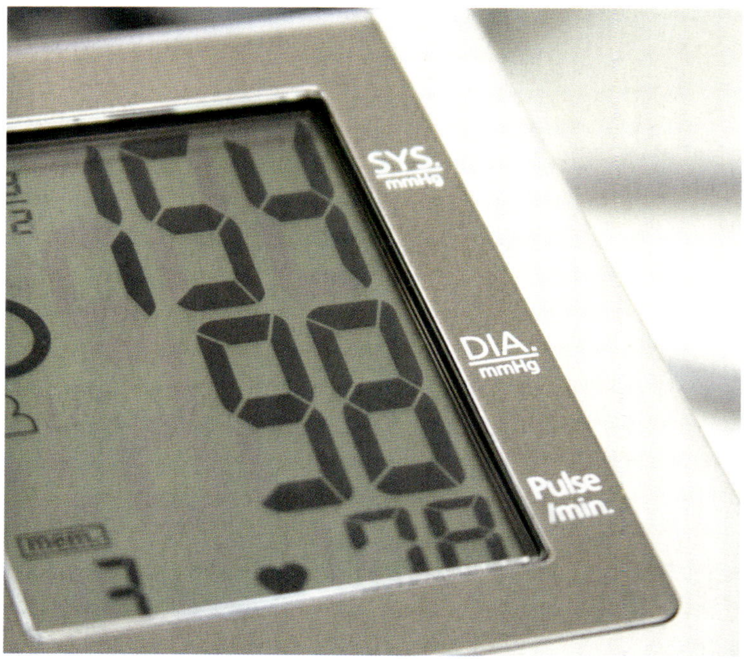

Eine optimale Einstellung des Blutdrucks vermindert die Wahrscheinlichkeit, Folgekomplikationen zu entwickeln.

Blutdruckwerte im Überblick

BLUTDRUCK (mm/HG)	SYSTOLISCH	DIASTOLISCH
optimal	unter 130	unter 80
normal	unter 130	unter 85
hochnormal	130 bis 139	80 bis 89
Hypertonie Stadium 1	140 bis 159	90 bis 99
Hypertonie Stadium 2	160 bis 179	100 bis 109
Hypertonie Stadium 3	über 180	über 110

Diabetes mellitus ist die häufigste Ursache für eine sekundäre Fettstoffwechselstörung. Das trifft insbesondere für Typ-2-Diabetiker zu, aber auch Typ-1-Diabetiker haben oftmals ungünstig veränderte Blutfettwerte. Um eine Fettstoffwechselstörung zu bekämpfen, muss man den Cholesterinwert im Blut senken. Das Cholesterin lässt sich durch eine Veränderung der Fettzufuhr (siehe auch Seite 38) einstellen. Viel wichtiger ist jedoch die regelmäßige körperliche Aktivität. Das ist nämlich der beste Weg, das gute Cholesterin (HDL) zu erhöhen. Die Einschränkung des Nahrungscholesterins ist jedoch in der Regel wenig Erfolg versprechend, da die meisten Menschen darauf nicht mit einer Absenkung des Cholesterins im Blut reagieren.

Diabetiker leiden außerdem besonders häufig unter einer Fettleber. Das ist insbesondere auf die erhöhten Blutzuckerwerte und die eingeschränkte Blutzuckerverwertung zurückzuführen. Zudem bildet die Leber von Diabetikern insbesondere in der Nacht größere Zuckermengen, die bei schlechter Insulinwirkung zu Fett umgebaut und in den Leberzellen eingelagert werden. Und: Diabetiker nehmen über diätetische Spezialprodukte und Getränke oftmals viel Fruchtzucker (Fruktose) auf. Fruchtzucker ist häufig für die Entstehung einer Fettstoffwechselstörung und auch die Ausbildung einer Fettleber verantwortlich. Beim Vorliegen einer

!

Alkohol ist generell für Diabetiker nicht geeignet.

Fettleber sollten die Blutzuckerwerte optimiert und bestehendes Übergewicht dauerhaft reduziert werden.

Menschen, die unter Fettstoffwechelstörungen leiden, sollten keinen Alkohol trinken. Alkohol ist ein Giftstoff, der sich negativ auf den Stoffwechsel auswirkt. Grundsätzlich sind Alkoholika – auch der gepriesene Rotwein – nicht gut für Diabetiker.

Grüner Tee wirkt blutzuckerregulierend und ist als Getränk für Diabetiker gut geeignet.

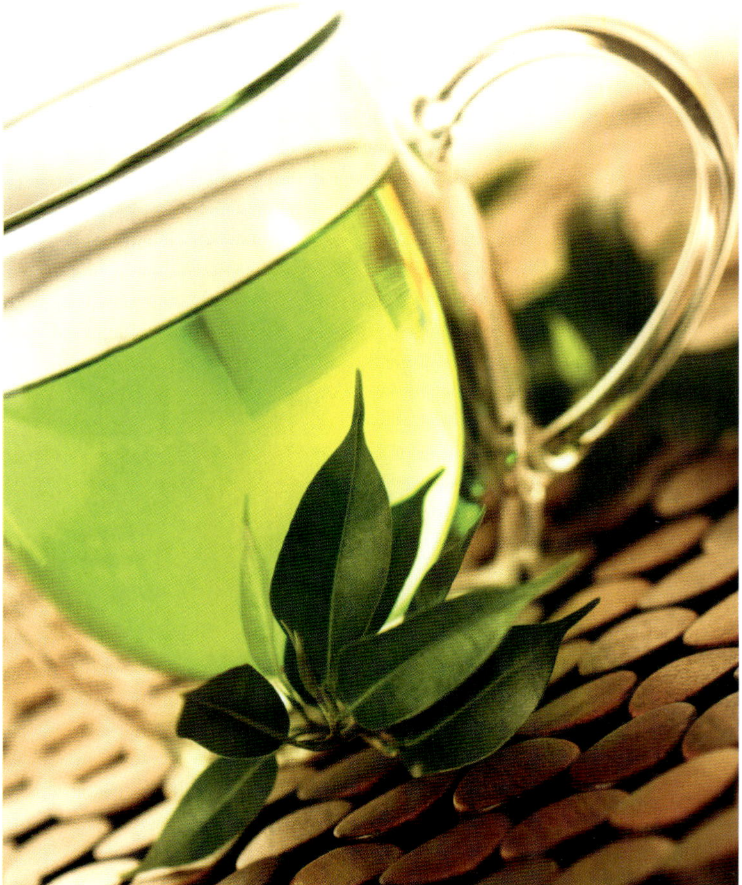

Die Folgeschäden des Diabetes mellitus

Folgeschäden werden insbesondere durch eine schlechte Blutzucker- und Blutdruckeinstellung hervorgerufen. Die erhöhten Blutzuckerwerte, die bei Diabetikern auch bei bester Blutzuckereinstellung, Selbstkontrolle und optimaler Ernährungsweise natürlich immer wieder auftreten können, führen zur „Verzuckerung von Proteinen" im Körper und rufen weitere Reaktionen hervor, die insbesondere die Nerven und die Blutgefäße schädigen. Diabetiker erleiden häufiger einen Herzinfarkt und einen Schlaganfall als Gesunde. Häufige Diabetesfolgen sind:

- Gefäßschädigung (diabetische Makroangiopathie/Mikroangiopathie)
- Nierenschädigung (diabetische Nephropathie)
- Nervenschädigung (diabetische Neuropathie)
- Augenschädigung (diabetische Retinopathie)

!

Die sogenannten Verzuckerungen von Proteinen schädigen insbesondere Nerven und Blutgefäße.

Diabetiker leiden zu ...

- 75,2 Prozent unter Bluthochdruck
- 11,9 Prozent unter Augenschädigung
- 10,6 Prozent unter Nervenschädigung
- 9,1 Prozent unter einem Herzinfarkt
- 7,4 Prozent unter Durchblutungsstörungen
- 4,7 Prozent unter einen Schlaganfall
- 3,3 Prozent unter Nierenschädigung
- 1,7 Prozent unter einem diabetischen Fuß

Die Komplikationen und Folgen des Diabetes mellitus sollten Sie nicht unterschätzen oder verharmlosen: Die diabetische Nervenschädigung kann zur Fußamputation führen, die diabetische Augenschädigung kann mit der Erblindung enden, die diabetische Nierenschädigung mit der Dialysepflicht. Und tödliche Herzinfarkte sowie schwere Schlaganfälle sind bei Diabetikern durch die Gefäßschädigungen besonders häufig.

Die gute Nachricht jedoch ist: Allen diabetischen Folgekomplikationen kann durch gute Blutzucker-, Blutfett- und Blutdruckeinstellungen vorgebeugt werden!

Mit einem gesunden Lebensstil können Sie den Folgekomplikationen von Diabetes wirksam entgegentreten.

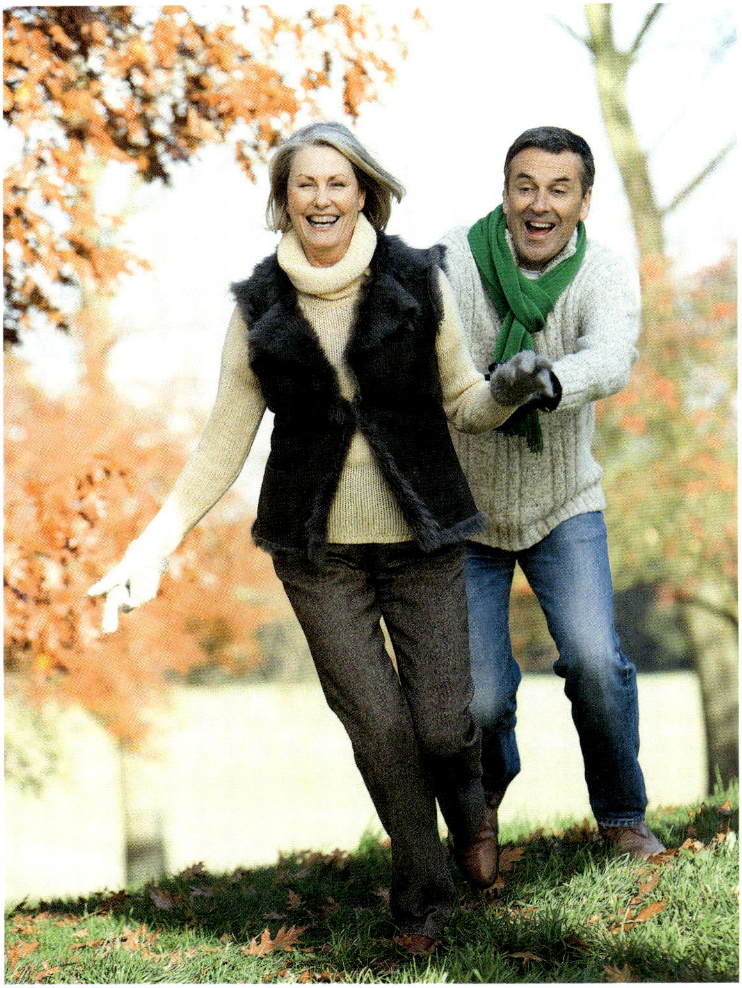

Die Selbstkontrolle

Diabetes mellitus ist eine schwerwiegende Erkrankung, die eine Reihe von Folgen nach sich ziehen kann. Um das weitgehend vermeiden zu können, ist es für den Patienten erforderlich, Blutzucker und Blutdruck regelmäßig selbst zu bestimmen. Die Werte sollten grundsätzlich in entsprechenden Kontroll-Tagebüchern aufgeschrieben werden. Diese Tagebücher sind dann auch die Grundlage für das ärztliche Gespräch.

Urinzuckerbestimmung

Typ-2-Diabetiker, die kein Insulin spritzen, sollten mehrmals täglich, mindestens aber morgens nüchtern sowie mittags und abends, den Urinzucker bestimmen. Scheidet der Körper keinen Zucker über den Urin aus, liegt der Blutzucker unter 160 bis 180 mg/dl. Wird Zucker mit dem Urin ausgeschieden, liegt der Blutzuckerspiegel oberhalb dieser Werte, im sogenannten Nieren-

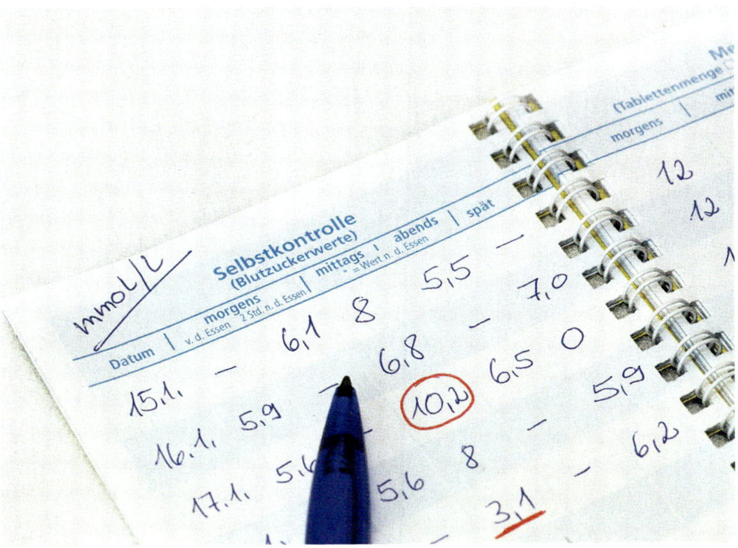

Tragen Sie Ihre Werte regelmäßig in das Kontroll-Tagebuch ein.

schwellenbereich. Der Organismus – genauer: die Nieren – sind dann nicht mehr in der Lage, den Zucker aus dem Primärharn zurückzuholen und an der Ausscheidung zu hindern. Der Zucker geht mit dem Urin verloren und das zeigt sich an einer Verfärbung des Urinzuckerteststreifens: ein deutliches Zeichen für einen zu hohen Blutzucker!

Ketonkörperbestimmung

!

Kein Zucker im Urin heißt: Blutzucker unterhalb der Nierenschwelle (<160 bis 180 mg/dl). Zucker im Urin heißt: Blutzucker oberhalb der Nierenschwelle (>160 bis 180 mg/dl).

Ketonkörper entstehen im menschlichen Organismus im Rahmen des Hungerstoffwechsels. Zudem kommt es bei extremem Insulinmangel zur Bildung von Ketonkörpern. Diese entstehen, wenn Fett zur energetischen Versorgung des Körpers herangezogen wird. Das passiert bei extrem niedriger Kalorienzufuhr, extremem Insulinmangel und Insulinresistenz. Oft scheiden Diabetiker Ketone aus, wenn sie vergessen haben, Insulin zu spritzen oder wenn sie abnehmen. Die Ketonkörperausscheidung zeigt Typ-2-Diabetikern, dass der Körper das Bauchfett abbaut. Ketonkörper lassen sich wie Urinzucker mit einem Urinteststreifen leicht bestimmen. Bei einer Diät ist das Ausscheiden von Ketonkörpern ein Anzeichen dafür, dass tatsächlich Fett abgebaut wird.

Blutzuckerbestimmung

Typ-2-Diabetiker, die Insulin spritzen oder bestimmte Tabletten einnehmen, müssen auch den Blutzuckerspiegel messen. Dafür benötigen Sie nicht unbedingt ein Blutzuckermessgerät, auch das Ablesen von Blutzuckerteststreifen ist möglich. Aber Blutzuckermessgeräte gibt es heute schon für 20 Euro zu kaufen. Blutzuckermessgeräte ermitteln den Blutzucker aber nicht hundertprozentig genau und sind dem selbstständigen Ablesen von Teststreifen nicht deutlich überlegen. Die Messungenauigkeit liegt bei 5 bis 10 Prozent und kann durch fehlerhafte Bedienung deutlich nach oben und unten abweichen. In der Regel messen die Geräte im Bereich der Werte unter 100 mg/dl genauer als bei Hyperglykämien (oberhalb 240 mg/dl). Messgeräte auf Sensorbasis ermitteln genauere Ergebnisse als Geräte, die eine Verfärbung eines Teststreifens ablesen.

Die beste Therapie des Typ-2-Diabetes: Abnehmen und Bewegen

Typ-2-Diabetiker mit Übergewicht benötigen vor allem eine Bewegungs- und Ernährungstherapie, die das Gewicht dauerhaft reduziert. In der Regel ist zur Normalisierung des Blutzuckerspiegels eine Gewichtsabnahme von 5 bis 10 Prozent vom Ausgangsgewicht ausreichend. Wenn Sie beispielsweise 92 Kilogramm wiegen, müssten Sie 4,6 bis 9,2 Kilogramm abnehmen. Dafür wäre eine Zeit von 6 bis 12 Monaten angemessen, die mit einer monatlichen Abnahme von ein bis zwei Kilogramm einhergeht. Das ist keine Hexerei und für jeden Patienten einfach zu erreichen. Eini-

!

Allein durch geeignete Ernährung und Bewegung können Sie Ihren Diabetes meistens heilen.

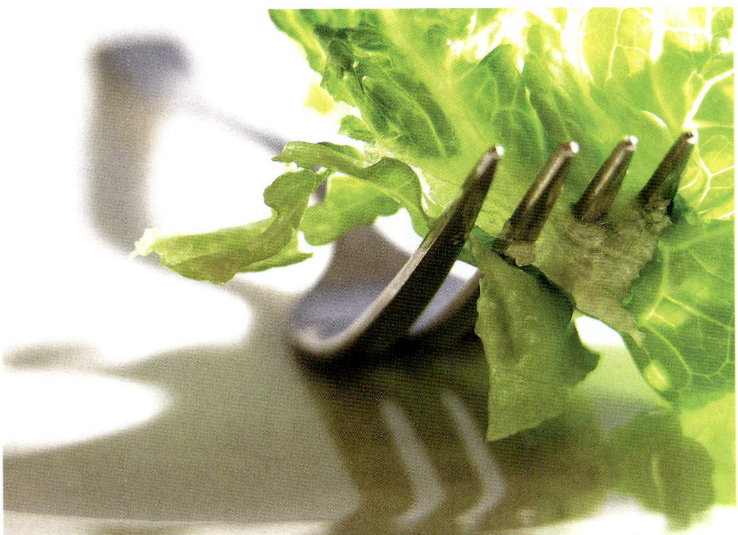

Schon eine Gewichtsabnahme von 5 bis 10 Prozent kann den Blutzucker normalisieren. Fangen Sie heute an!

ge der oralen Antidiabetika – also Medikamente, die man als Tablette oder Ähnliches gegen den Diabetes mellitus einnehmen kann – unterstützen die Gewichtsabnahme und wirken der Insulinresistenz entgegen.

Nur Insulin senkt den Blutzucker

Jeder Mensch benötigt Energie, damit er leben kann. Diese Energie stammt aus der Nahrung, die wir aufnehmen. Ein Bestandteil der Nahrung sind die Kohlenhydrate. Im Verdauungstrakt werden die Kohlenhydrate überwiegend zu Zucker bzw. Glukose gespalten. Dieser wird an das Blut abgegeben und heißt jetzt Blutzucker. Jeder Mensch benötigt Blutzucker als Energielieferanten. Über die Blutgefäße erreicht der Blutzucker jede Zelle. Um dann jedoch in die Zellen hinein zu gelangen, ist das Hormon Insulin notwendig. Fettgewebe und die Muskulatur können Glukose nur im Beisein von Insulin aufnehmen. Das Insulin schließt sozusagen die Zellentüren dafür auf. In den Zellen wird Glukose verbrannt oder gespeichert. Ohne Insulin funktioniert das nicht. Daher würden Typ-1-Diabetiker ohne das Spritzen von Insulin nach kurzer Zeit versterben. Die Blutzuckersenkung geschieht durch die Ausschüttung von Insulin. Die Regulation der Insulinsekretion aus der Bauchspeicheldrüse des Nicht-Diabetikers erfolgt blutzuckerabhängig.

> **!**
>
> Ohne das Hormon Insulin könnten weder Menschen noch Tiere überleben.

Insulin ist ein aus Eiweißbausteinen (Aminosäuren) bestehendes Hormon. Es ist für Menschen und Tiere überlebenswichtig. Insulin wird in der Bauchspeicheldrüse gebildet, gespeichert und direkt an das Blut abgegeben. Insulin kann daher nur gespritzt werden, wenn es wirksam sein soll. Oral aufgenommenes Insulin, etwa als Tablette, würde wie ein anderes „Eiweiß“ verdaut und somit in seiner Wirkung zerstört werden.

Die Bauchspeicheldrüse

Sie ist ein quer im Oberbauch liegendes kleines Drüsenorgan und bildet in erster Linie den Bauchspeichel, der Enzyme enthält und den sauren Mageninhalt abpuffert. Zudem produziert die Bauchspeicheldrüse die wichtigen blutzuckerregulierenden Hormone Insulin und Glukagon. Während Insulin den Blutzucker senkt, erhöht Glukagon indirekt den Blutzucker. Beide Hormone werden in den Langerhansschen Inseln produziert und direkt an das Blut abgegeben.

Bei Diabetikern ist in der Regel nicht die gesamte Bauchspeicheldrüse, sondern nur der kleine Anteil der Langerhansschen Inseln erkrankt, der Insulin produziert. Bei Typ-2-Diabetikern funktioniert dieser Teil noch eine lange Zeit. Nur wenn Sie Übergewicht nicht abbauen, sich wenig bewegen und keine Ernährungstherapie einhalten, hört die Insulinproduktion nach Jahren auf.

Direkt nach einer kohlenhydrathaltigen Mahlzeit schüttet die Bauchspeicheldrüse rasch Insulin aus. Danach erfolgt eine weitere Ausschüttung, bis der Blutzuckerspiegel wieder normal ist. Bei Typ-1-Diabetikern bleibt diese Reaktion völlig aus; bei Typ-2-Diabetikern ist die erste Ausschüttung verzögert und die zweite Ausschüttung deutlich verstärkt. Dadurch haben Typ-2-Diabetiker zu „Unzeiten" hohe Insulinspiegel, was sich wiederum ungünstig auf Abnehmvorhaben übergewichtiger Typ-2-Diabetiker auswirkt. Denn Insulin ist ein anaboles – also aufbauendes – Hormon, das Hunger indirekt auslöst. Insulin hemmt außerdem den Fettabbau und fördert den Fettaufbau. Auch daher haben es übergewichtige Typ-2-Diabetiker so schwer abzunehmen.

!

Insulin hemmt den Fettabbau. Auch daher haben es viele übergewichtige Typ-2-Diabetiker so schwer abzunehmen.

Die Bauchspeicheldrüse produziert ständig Insulin. Ohne Nahrungsaufnahme ist der Insulinspiegel aber relativ gering. Es darf nicht vergessen werden, dass insulinabhängige Stoffwechselprozesse immer ablaufen. Daher müssen insulinpflichtige Diabetiker auch nicht nur zu den Mahlzeiten Insulin spritzen. Die

Insulinproduktion beim Gesunden und beim Typ-2-Diabetiker hat zwei Phasen: Die sogenannte Basal-Insulinsekretion stellt 24 Stunden Insulin zur Verfügung während die Bolus-Insulinsekretion mahlzeitabhängig – also impulsartig – ist. Ähnlich gestaltet sich auch die Insulintherapie bei insulinpflichtigen Diabetikern. Es muss ein basaler – grundlegender – Insulinspiegel vorhanden sein und eine mahlzeitabhängige Insulinmenge. Bei Typ-2-Diabetikern kann durch orale Antidiabetika, also Tabletten, die Insulinwirkung verbessert werden oder die Ausschüttung angeregt werden. In vielen Fällen erhalten Typ-2-Diabetiker auch Bolus-Insulin, damit die bei ihnen sonst verzögerte Insulinausschüttung nach den Mahlzeiten überbrückt wird. Insulin hat eine relativ kurze Halbwertzeit, es wird also rasch in der Leber und der Niere inaktiviert und dann abgebaut über die Nieren aus-

Direkt nach einer kohlenhydrathaltigen Mahlzeit schüttet die Bauchspeicheldrüse rasch Insulin aus.

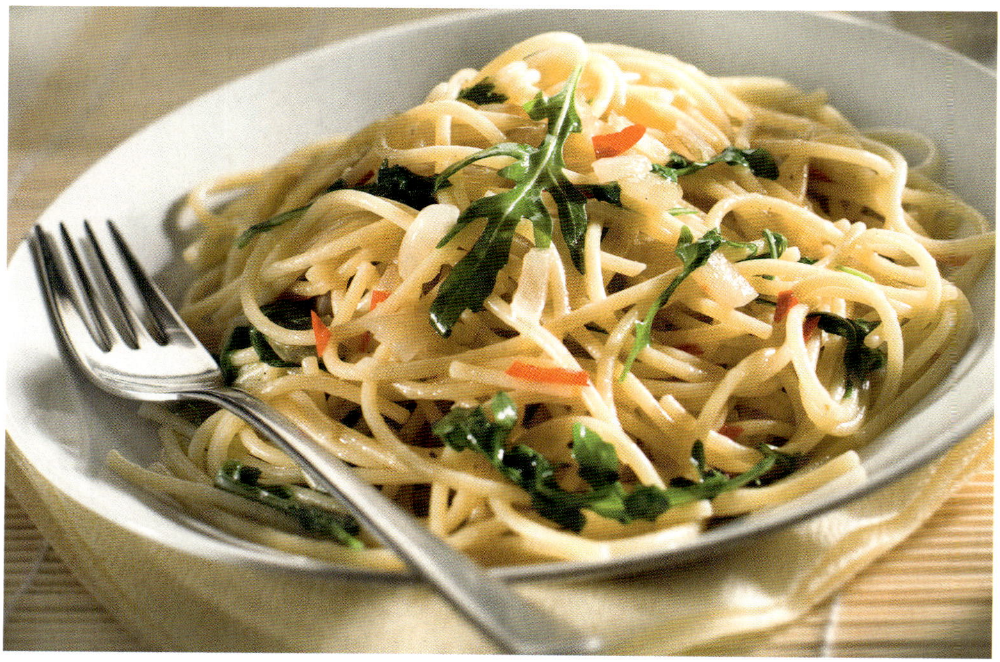

geschieden. Daher gehen auch Leber- und Nierenerkrankungen mit einer Veränderung des Insulinstoffwechsels einher.

Insulin hat aber nicht nur Einfluss auf die Blutzuckerregulation und damit den Kohlenhydratstoffwechsel. Es beeinflusst auch den Eiweiß- und den Fettstoffwechsel. Insulin wird also nicht nur für die Kohlenhydrate benötigt, sondern auch für Eiweiße und Fette.

Beim Gesunden und den meisten Typ-2-Diabetikern wird das Insulin in den Zellwänden der β-Zellen gespeichert. Für die Speicherung ist Zink erforderlich. Das ist einer der Gründe, warum die Bauchspeicheldrüse zu den zinkreichsten Geweben im menschlichen Körper gehört. Auch für die Insulinproduktion und die Insulinwirkung an den Zellen ist Zink wichtig. Daher gehört Zink auch zu einer optimalen Diabetestherapie.

!

Zink gehört zu einer optimalen Diabetestherapie.

Der Glukosetransport vom Blut in die Zellen mittels Insulin.

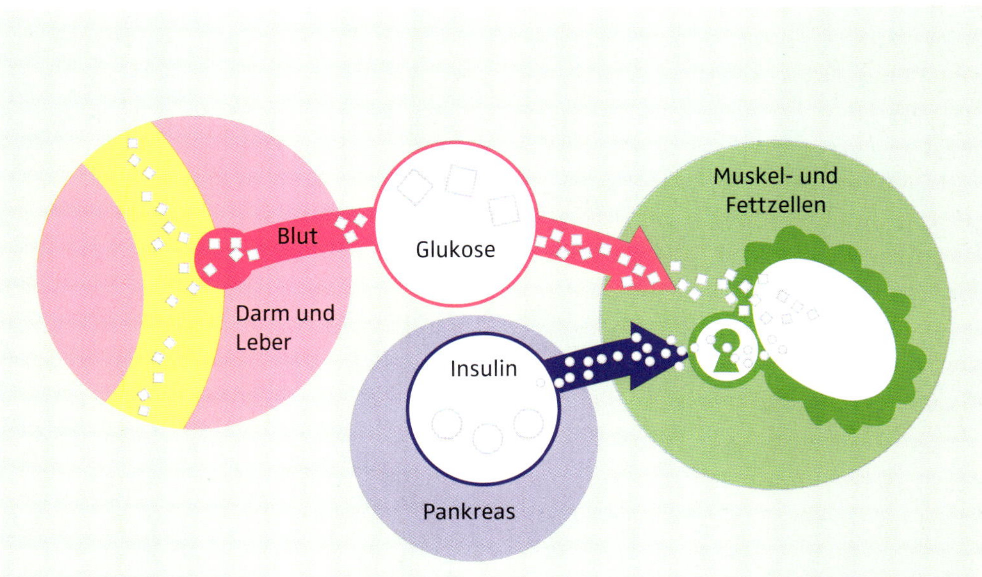

Die Insulintherapie

!

Tabletten, die in der Diabetestherapie von Typ-2-Diabetikern eingesetzt werden, enthalten kein Insulin.

Für die Insulintherapie stehen unterschiedliche Präparate (Insuline und Insulin-Analoga) zur Verfügung. Tabletten, die in der Diabetestherapie von Typ-2-Diabetikern eingesetzt werden, enthalten kein Insulin. Sie verbessern die Insulinwirkung, vermindern die Glukosebildung in der Leber oder erhöhen die Insulinproduktion. Insulin kann mit Einmalinsulinspritzen oder einem Insulin-Pen ins Unterhautfettgewebe gespritzt werden. Es gibt auch Insulinpumpen, die das Insulin über einen Katheder ins Unterhautfettgewebe befördern. Exakt wird Insulin in das unter der Haut gelegene Fettgewebe im Bereich der Oberarme, des Bauches, des Pobereiches oder der Oberschenkel gespritzt. Der Schmerz einer Insulinspritze ist weit geringer als der Schmerz bei der Gewinnung eines Bluttropfens aus der Fingerbeere.

!

Auch bestimmte Vitalstoffe können die Insulinresistenz positiv beeinflussen.

Heute wird in der Regel Humaninsulin verwendet. Dieses Insulin ist identisch mit dem im menschlichen Körper. Es wird auf gentechnologische oder biotechnologische Weise gewonnen. Dabei können beispielsweise Pilze oder Bakterien so verändert werden, dass sie Insulin wie die menschliche Bauchspeicheldrüse produzieren.

Eine Insulintherapie ist bei Typ-1-Diabetikern und anderen Diabetesformen, die mit einem Insulinmangel einhergehen, erforderlich. Auch schlanke Typ-2-Diabetiker benötigen oftmals Insulin. Es gibt nicht nur verschiedene Insuline, sondern auch unterschiedliche Strategien der Insulintherapie. Erst wenn ein Diabetiker kein oder deutlich zu wenig Insulin produziert – wie es bei Typ-1-Diabetikern der Fall ist –, muss er Insulin erhalten. Diabetiker des Typs 2 müssen hingegen abnehmen, sich mehr bewegen und in der Regel kein Insulin erhalten. Denn übergewichtigen Menschen steht praktisch niemals zu wenig Insulin zur Verfügung.

Grundsätzlich sollten bei Diabetikern Unter- und Überzuckerungen vermieden werden. Das ist nicht immer möglich. Kommt es aber wiederkehrend zu bestimmten Zeiten zu erhöhten oder erniedrigten Blutzuckerwerten, sollte etwas an der Insulintherapie verändert werden. Dies müssen Sie selbstverständlich immer mit Ihrem Arzt absprechen.

Ziele der Diabetestherapie

Nüchternblutzucker	90 bis 120 mg/dl
Blutzucker eine Stunde nach dem Essen	bis 160 mg/dl
Blutzucker zwei Stunden nach dem Essen	bis 140 mg/dl
Blutzucker vor dem Schlafengehen	120 bis 140 mg/dl

Blutzuckermessgeräte und Insulin-Pens gibt es in vielen, unterschiedlichen Ausführungen.

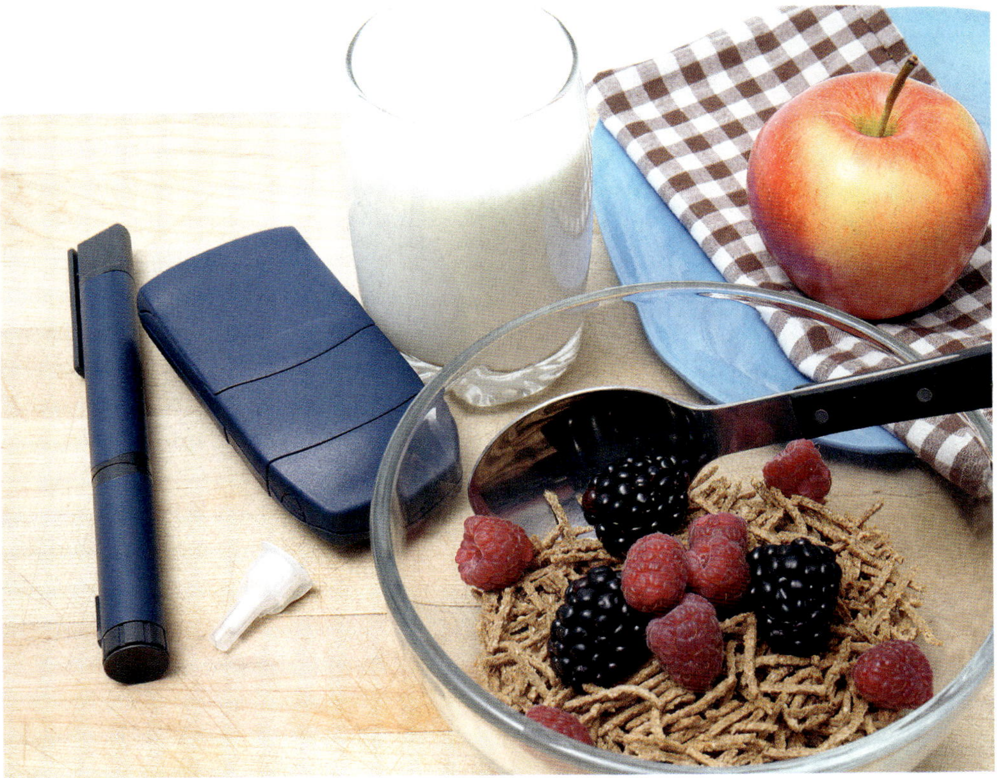

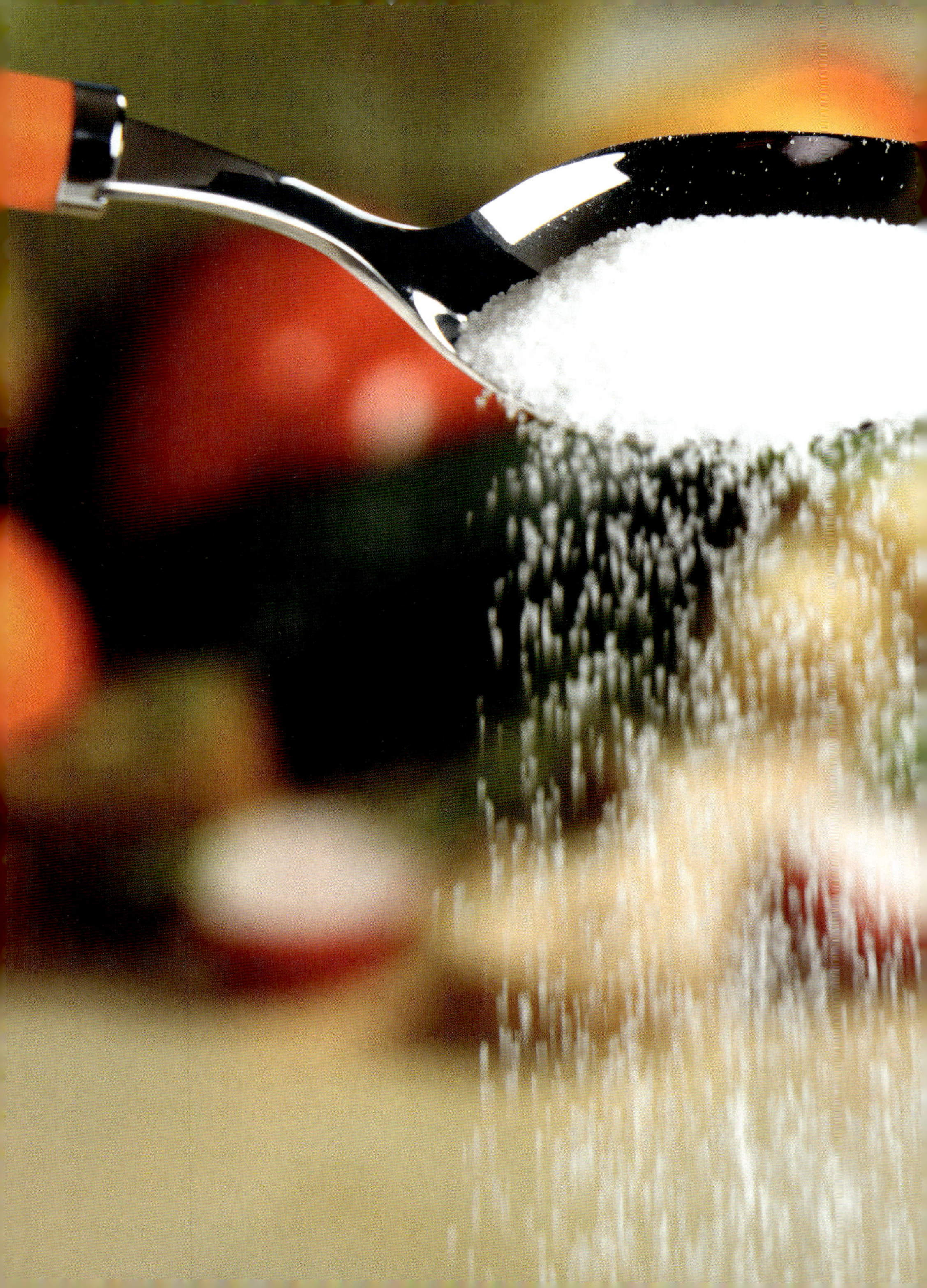

DIE ERNÄHRUNG UMSTELLEN – ABER WIE?

Diabetiker profitieren von einem gesunden Körpergewicht und einer diabetesgerechten Ernährungsweise. Diese unterscheidet sich heutzutage nicht mehr von der eines Gesunden: eine schmackhafte, ausgewogene und vollwertige Kost, die wenig Zucker und tierisches Fett, dafür reichlich ballaststoffreiche Kohlenhydrate enthält. Zusammen mit körperlicher Aktivität hilft sie ein beschwerdefreies Leben zu führen und Folgeschäden hinauszuzögern oder gar zu vermeiden.

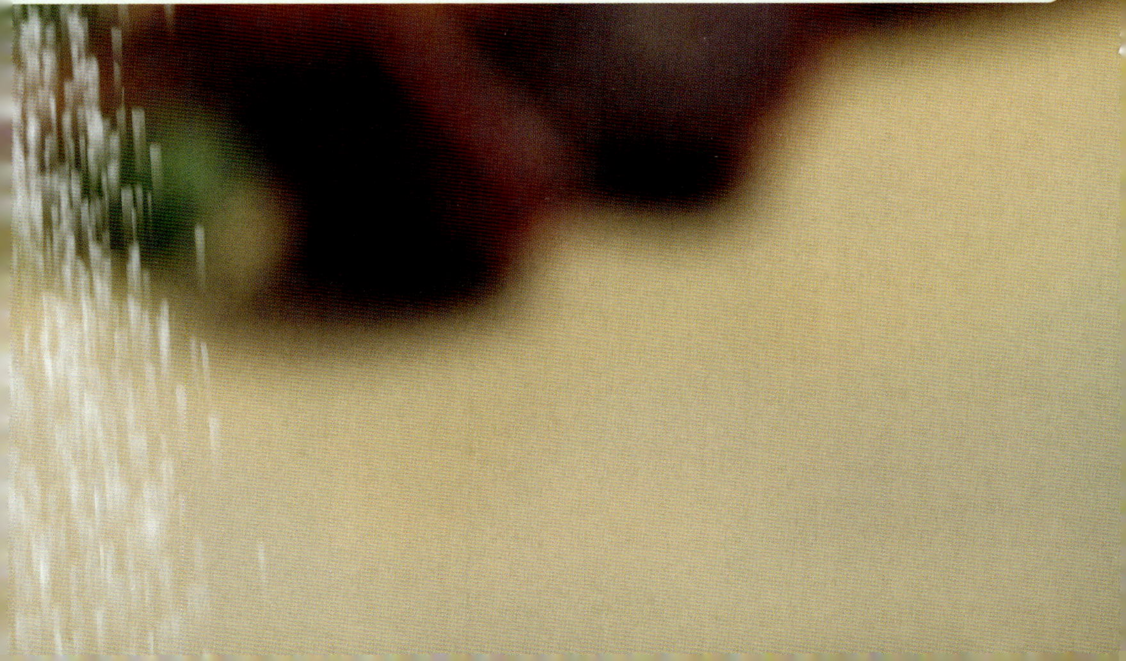

Richtig essen bei Typ-2-Diabetes

!

Ein strenger Essensplan für Diabetiker ist heute unnötig.

Eine gesunde und ausgewogene Ernährung ist ein entscheidendes Element in der Diabetestherapie. Diabeteskost bedeutet heutzutage nicht mehr die Einhaltung eines strengen Essensplans, wie es zu früheren Zeiten der Fall war. Bedeutsam ist die Fähigkeit zur Einschätzung dessen, was mit dem Essen zu sich genommen wird.

Für den Typ-2-Diabetiker gilt, dass eine „Diabetesdiät" zu den Grundlagen einer optimalen Diabetesbehandlung gehört. Die Einhaltung einer kalorienreduzierten Kost hat extreme Effekte. Das beweisen wissenschaftliche Studien sowie unsere eigenen Erfahrungen in einer diabetologischen Schwerpunktpraxis. Aber auch schlanke Typ-2-Diabetiker profitieren von einer Ernährungstherapie.

!

Empfehlenswert für den Diabetiker: ballaststoffreiche Kohlenhydratträger.

Empfohlen wird eine vollwertige und bedarfsgerechte Kost, die den allgemeinen Ernährungsempfehlungen für Gesunde entspricht. Diese gesunde Ernährung orientiert sich an der mediterranen Küche: ballaststoffreiche Kohlenhydrate in Form von beispielsweise Pellkartoffeln, Vollkornprodukten oder ungeschältem Reis, Gemüse, pflanzliche Öle, kaum tierische Fette (beispielsweise Fleisch), dafür aber viel Fisch, frische und ungeschälte Früchte, täglich eine Handvoll Nüsse und magere Milchprodukte. Weiterhin sollte die Ernährungsweise fettarm und eiweißarm sein. Insgesamt sollte der Anteil an Kohlenhydraten und gesunden Fettsäuren (beispielsweise in Pflanzenölen wie Rapsöl, Leinöl oder Nussölen) 60 bis 70 Prozent der Gesamtkalorien ausmachen.

Entscheidende Elemente in der Therapie von Typ-2-Diabetes sind die Umsetzung der Ernährungsempfehlungen sowie körperliche Bewegung. Anders als Typ-1-Diabetiker, die die Kohlenhydrate in Lebensmitteln in Form von BE (Berechnungseinheiten) berechnen, ist es für Typ-2-Diabetiker auch von Bedeutung, Kalorien zu zählen. Nur wer wenige Kalorien aufnimmt, kann das

Körpergewicht reduzieren und dadurch den Blutzuckerspiegel natürlich optimieren oder sogar total normalisieren.

Mit diesen Maßnahmen verbessern Sie Ihre Gesamtstoffwechselsituation, insbesondere optimieren Sie Ihren Blutzucker. Wichtig ist es für Diabetiker darüber hinaus, durch eine gesunde Ernährungsweise die Grundlage für optimale Blutdruckwerte und Blutfettwerte zu legen. Um das Risiko der diabetischen Folgekomplikationen zu reduzierten, ist die Ernährungstherapie der wesentliche Bestandteil des Gesamttherapiekonzepts bei Diabetes mellitus. Ohne sie lässt sich der Diabetes mellitus nicht sinnvoll und gut behandeln.

Um abzunehmen, gibt es nur zwei Möglichkeiten:

- Weniger Kalorien zuführen, als man verbraucht.
- Mehr Kalorien verbrauchen, als man zuführt.

Die gesunde Ernährung für Diabetiker orientiert sich an der mediterranen Küche.

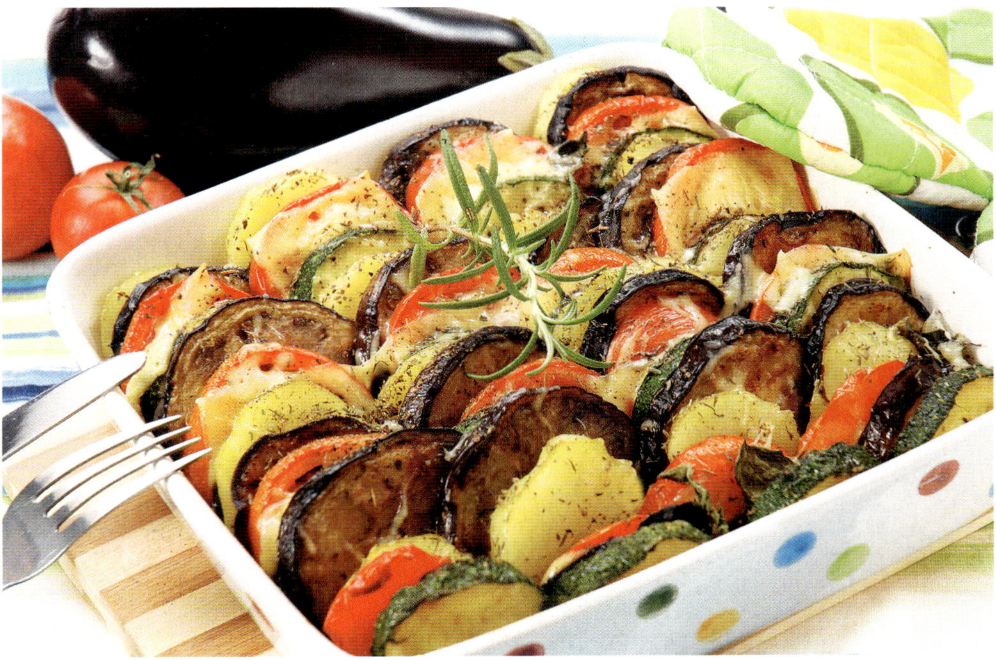

!

Eine optimale Diät für Diabetiker enthält 1250 bis 1750 Kilokalorien.

Ideal ist es, wenn die Kalorienzufuhr eingeschränkt wird und gleichzeitig die Bewegung durch mehr Alltagsbewegung und Sport zu einem erhöhten Kalorienverbrauch führt.

Um ein Kilogramm Körperfett abzubauen, müssen rund 7000 Kilokalorien eingespart bzw. verbraucht werden. Vor diesem Hintergrund ist es sinnvoll, ungefähr alle zwei Wochen ein Kilogramm Körperfett abzubauen. Dafür sollte die tägliche Energiezufuhr 500 Kilokalorien unterhalb des Verbrauches liegen.

Leichter Abnehmen mit der richtigen Nahrungsmittelauswahl

SINNVOLL	WENIGER SINNVOLL
Gemüse	Butter
Hülsenfrüchte (auch Soja)	Weißmehlprodukte
Frischobst (möglichst mit Schale)	Kartoffel-Fertigprodukte
Basmatireis	Fast Food
Nudeln al dente	Eierteigwaren
Pellkartoffeln	Zucker und gezuckerte Getränke
Mineralwasser	Sahne
Magere Milchprodukte (Harzer Käse, Magermilch)	Fette Milchprodukte (Brie und Sahnequark)
Seefisch	Fettes Fleisch
Mageres Fleisch	Alkohol
Süßstoff	Diabetikersüßigkeiten
Eier	Fertiggerichte

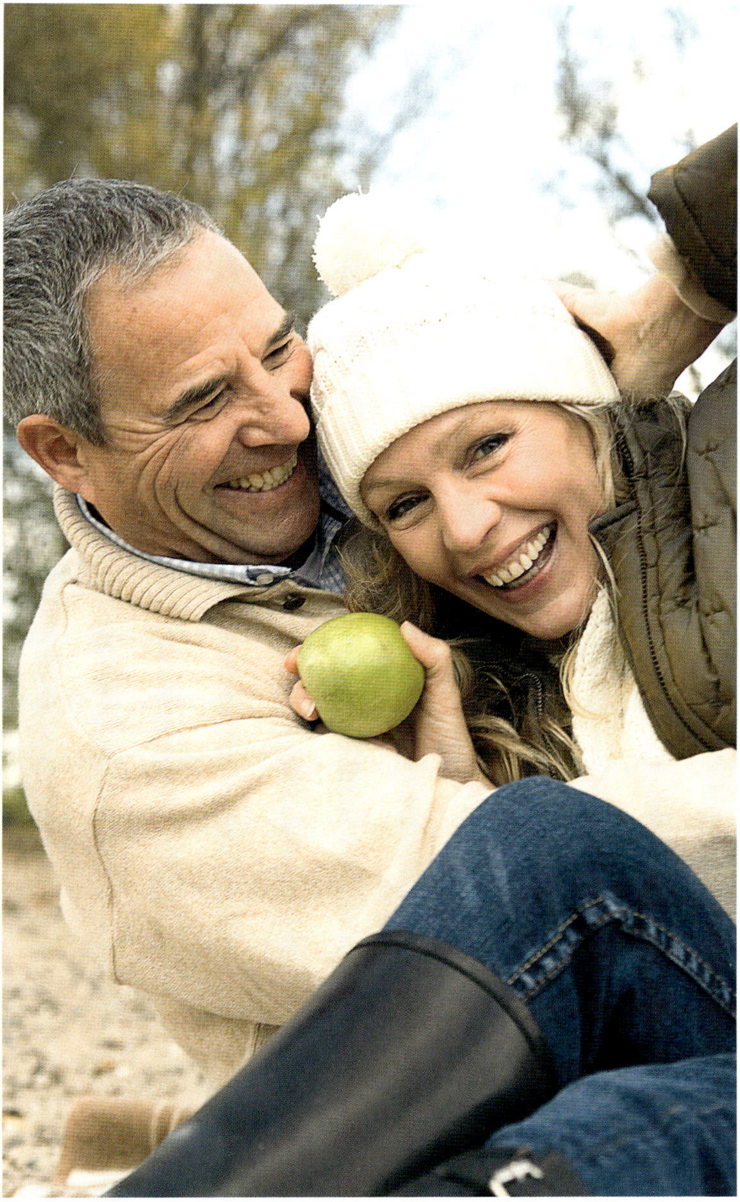

Verbrennen Sie mehr Kalorien durch einen aktiven Lebensstil mit viel Alltagsbewegung und Sport.

8 Regeln für eine gesunde Gewichtsabnahme für Typ-2-Diabetiker

1 Bauen Sie Übergewicht langsam, aber dauerhaft durch eine Kalorienreduktion ab. 1250 bis 1750 Kilokalorien haben sich als tägliche „Energiedosis" bewährt.

2 Insgesamt sollte die Gewichtsreduktion etwa 10 Prozent des Ausgangsgewichts ausmachen – bei beispielsweise 86 Kilogramm sollte Ihr Endgewicht dann 77,4 Kilo betragen.

3 Die Abnahme sollte durch reichlich körperliche Bewegung begleitet werden.

4 Diabetiker sollten während der Diät kohlenhydrat- und ballaststoffreich, aber zuckerarm essen.

5 Zucker ist durch Süßstoff zu ersetzen.

6 Grundsätzlich sind pflanzliche Fette zum Kochen und Backen sowie für Salatdressings zu bevorzugen, beispielsweise Raps-, Sonnenblumen- und Maiskeimöl.

7 Als Streichfette bieten sich pflanzliche Halbfettmargarinen an.

8 Während der Gewichtsabnahme sollten Sie ausreichend Vitamine und Mineralstoffe zuführen, insbesondere Vitamin C, Zink, Chrom und Zimt.

Stevia eignet sich sehr gut als Süßungsmittel für Diabetiker, denn es erhöht – wie auch andere Süßstoffe – den Blutzuckerspiegel nicht.

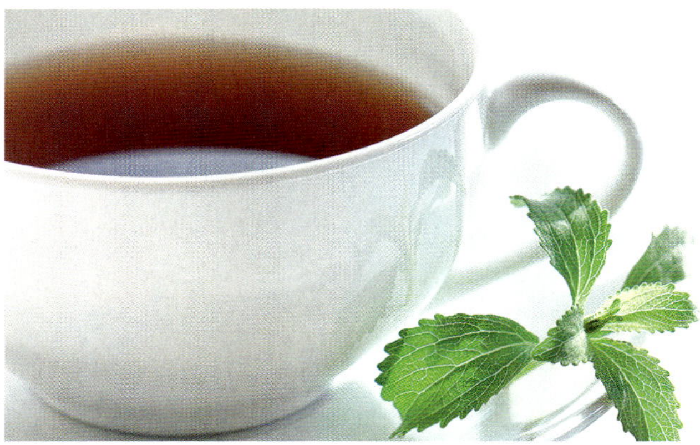

Was Diabetiker über Nährstoffe und Co. wissen müssen

Wir essen von einigen Nahrungsinhaltsstoffen zu viel, von anderen zu wenig und insgesamt ernähren wir uns im Durchschnitt zu energiereich – nehmen also zu viele Kalorien auf. Die Folgen der Fehlernährung sind ernährungsabhängige Krankheiten, wie eben der Diabetes mellitus Typ 2.

Nahrungsinhaltsstoffe, die Energie liefern, werden als Nährstoffe und solche, die Wirkungen im Organismus haben, aber keine Energie liefern, als Wirkstoffe bezeichnet. Daneben gibt es sekundäre Pflanzenstoffe, Ballaststoffe, Wasser und Alkohol. Zu den Nährstoffen gehören Kohlenhydrate, Eiweiße und Fette. Vitamine und Mineralstoffe sind Wirkstoffe. Es gibt wasser- und fettlösliche Vitamine. Entsprechend ihrem Vorkommen im Körper und dem täglichen Bedarf werden Mengen- und Spurenelemente unterschieden. Der Energiegehalt der Nahrung wird in Kilokalorien oder Kilojoule gemessen.

!

Nährstoffe sind Kohlenhydrate, Eiweiße und Fette.

Kaloriengehalt der Nährstoffe und von Alkohol

1 g Eiweiß	= 4 kcal
1 g Fett	= 9 kcal
1 g Kohlenhydrate	= 4 kcal
1 g Alkohol	= 7 kcal

Hier finden sich Nährstoffe:

- Fette (Lipide): z. B. in Butter, Margarine, Öl, Fleisch und Milch
- Eiweiße (Proteine): z. B. in Fleisch, Fisch, Geflügel, Eiern und Milch
- Kohlenhydrate: z. B. in Zucker, Mehl, Kartoffeln, Obst, Gemüse und Milch

!

Fette sind die kalorienreichsten Nährstoffe.

Fette

Nahrungsfette sind wichtige Energielieferanten für unseren Organismus. Sie liefern dem Körper mehr als doppelt so viel Energie wie Eiweiß und Kohlenhydrate. Fette bestehen hauptsächlich aus Fettsäuren. Bei den Fettsäuren unterscheidet man zwischen gesättigten Fettsäuren, Transfettsäuren sowie einfach und mehrfach ungesättigten Fettsäuren (inklusive Omega-3-Fettsäuren und Omega-6-Fettsäuren). Die richtige Fettzufuhr ist eine natürliche Diabetesbehandlung für Diabetiker.

Mit der Nahrung sollten wir höchstens 30 Prozent der gesamten Kalorienmenge in Form von Fett, überwiegend pflanzlichen Ursprungs, zuführen. Die Empfehlung der deutschen Gesellschaft für Ernährung (DGE) lautet, davon

- 10 Prozent aus gesättigten,
- 7 bis 10 Prozent aus mehrfach ungesättigten und
- 10 bis 13 Prozent der Gesamtfettmenge aus einfach ungesättigten Fettsäuren

zuzuführen. Einfach ungesättigte Fettsäuren sind beispielsweise in Rapsöl, mehrfach ungesättigte Fettsäuren beispielsweise in Maiskeimöl oder Distelöl, gesättigte Fettsäuren hauptsächlich in tierischen Fetten wie beispielsweise Fleisch, Milch und Milchprodukten, aber auch in pflanzlichen Fetten wie Kokosfett enthalten. Reich an Omega-3-Fettsäuren sind fette Fischsorten wie Lachs; reich an Omega-6-Fettsäuren sind bestimmte Pflanzen, Samen und Pflanzenöle.

Fettreiche Lebensmittel sind Butter, Margarine, Öl, Fleisch, Wurst, Käse, Sahne, Nüsse und Samen. Fettarme Lebensmittel sind Obst, Gemüse, Getreideprodukte, Zucker, Seefisch, Hülsenfrüchte und Kartoffeln.

Neben ihrer Funktion als Energielieferant sind Fette wichtig bei der Verdauung fettlöslicher Vitamine sowie Träger von Geschmacks- und Aromastoffen. Letztere machen die Fette und daraus hergestellte Speisen zu beliebten Lebensmitteln.

Wenn Sie übergewichtig sind, sollten Sie sehr sparsam mit dem Dickmacher Fett umgehen. Täglich 1 bis 2 Esslöffel Streichfett, möglichst Streichfett, möglichst Diät- oder Halbfettdiätmargarine mit Phytosterinen, sollten ausreichen. Beim Kochen und Braten ist maximal 1 Esslöffel Pflanzenöl (möglichst Rapsöl) empfehlenswert. Für den Salat genügt 1 Teelöffel Raps-, Lein- oder Nussöl. Für Typ-1-Diabetiker ist wichtig, dass Fette und Öle nicht nach BE berechnet werden. Fette und Öle steigern zwar das Gewicht, aber nicht den Blutzuckerspiegel. Fette sorgen für eine langsame Magenentleerung und das sorgt für eine milde Blutzuckersteigerung.

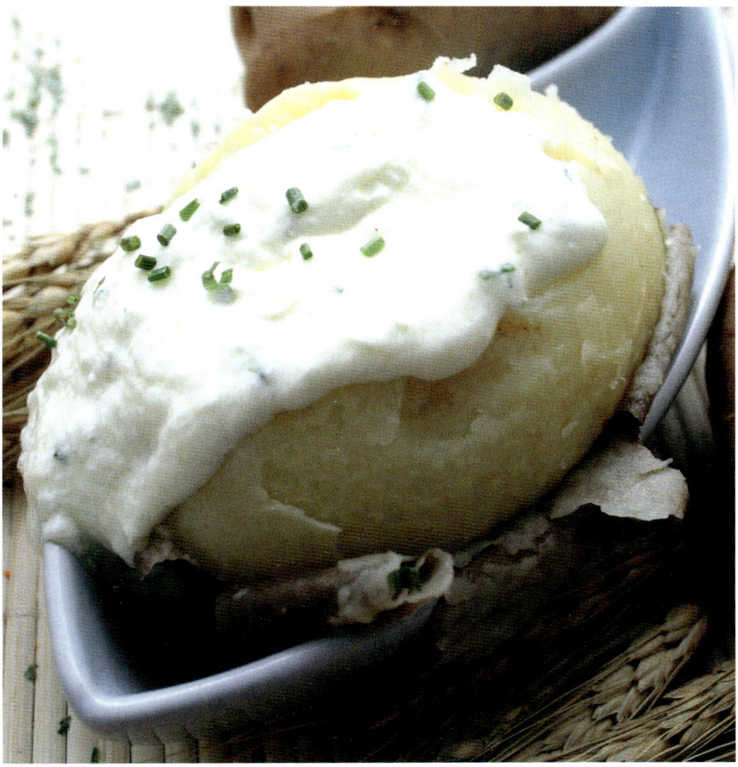

Leinöl verfügt über ein optimales Fettmuster. Sein herzhafter Geschmack passt besonders gut zu Kartoffeln mit Quark.

!

Diabetiker profitieren von einer regelmäßigen Zufuhr von Omega-3-Fettsäuren.

Omega-3-Fettsäuren

Bei nahezu allen Diabetikern werden zu hohe Blutfettwerte diagnostiziert. Vor allem kommt es kurzfristig nach fettreichen Mahlzeiten zu einem teilweise drastischen und daher besonders gefährlichen Anstieg der Triglyzeride (Nahrungsfette). Dieser Anstieg tritt häufig in Begleitung anderer Risikofaktoren für das Herz-Kreislauf-System auf und wird zudem oft im Zusammenhang mit einer Insulinresistenz beobachtet. Diabetiker profitieren von einer regelmäßigen Zufuhr von Omega-3-Fettsäuren. Sie besitzen vielfältige, sich ergänzende Eigenschaften. Vor allem ist dabei die ausgeprägt triglyzeridsenkende Wirkung der Omega-3-Fettsäuren zu nennen. Darüber hinaus verbessern sie die Fließeigenschaften des Blutes, wirken entzündungshemmend, senken den Blutdruck und stabilisieren den Herzrhythmus. Omega-3-Fettsäuren kommen insbesondere in fettreichen Fischarten wie Lachs, Makrele, Thunfisch und Hering vor. Wenn Sie keinen Fisch mögen, können Sie nach Rücksprache mit Ihrem Arzt Fischölkapseln einnehmen.

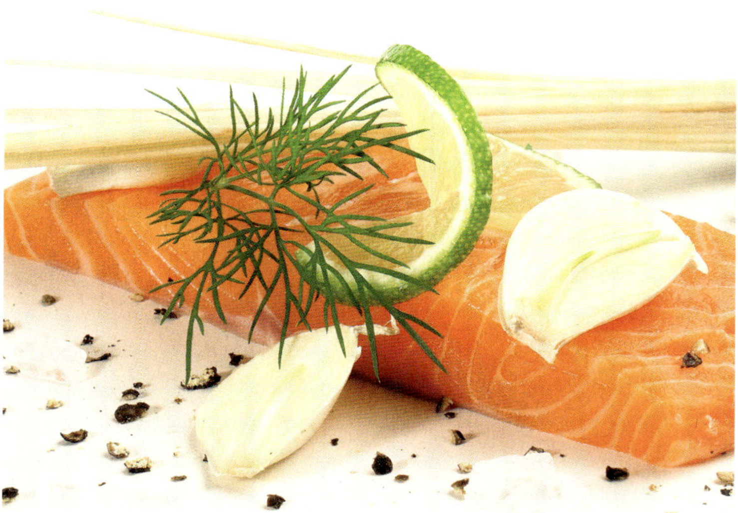

Fettreiche Fischsorten wie Lachs sind reich an Omega-3-Fettsäuren.

Transfettsäuren

Transfettsäuren entstehen bei starker Erhitzung von mehrfach ungesättigten Fettsäuren, wie es beispielsweise bei der Härtung von pflanzlichen Fetten passiert. Für Diabetiker ist zu beachten, dass Transfettsäuren die Insulinwirkung verschlechtern, daher ist eine transfettsäurearme Ernährungsweise Bestandteil einer natürlichen Diabetesbehandlung. Diätmargarine ist frei von Transfettsäuren, Butter nicht.

Reich an Transfettsäuren sind Blätterteig, Pommes frites, frittierte Lebensmittel, Chips, Brat- und Backfette, Margarine, Fertigprodukte, Nuss-Nougat-Cremes, Gebäck, Fertigsuppen und -saucen, Milch und Milchprodukte sowie Rindfleisch.

Eiweiß

Eiweiß dient dem Körper als Baustoff. Aminosäuren sind Bausteine der Eiweiße und haben neben dem Aufbau der Körpermasse weitere Funktionen im Körper. Eiweiße sind Bestandteile von Enzymen, Hormonen, Antikörpern in der Immunabwehr, Über-

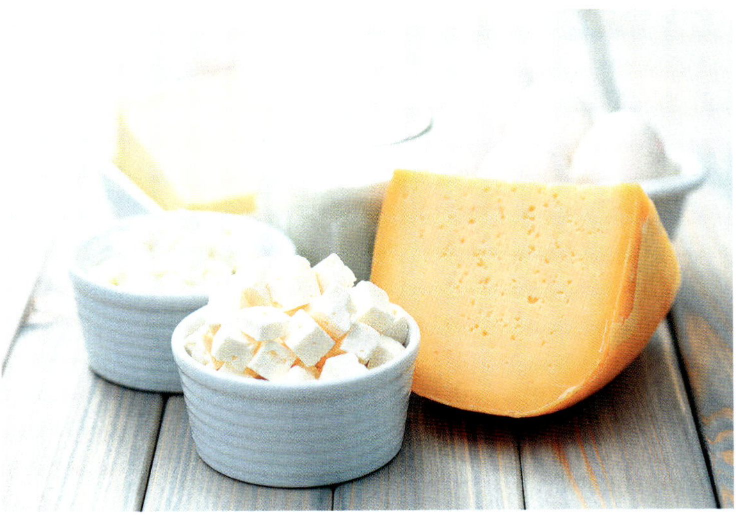

Eiweiß macht satt und unterstützt so wirkungsvoll das Abnehmen.

!

Proteine oder Eiweiße gehören zu den Grundbausteinen aller Zellen.

trägersubstanzen von Nervenimpulsen und vielem mehr. Bei einem Eiweißmangel stehen dem Körper nicht mehr ausreichend Baustoffe zur Verfügung und der Organismus ist nicht mehr in der Lage, die körpereigenen Eiweißverbindungen aufzubauen. Es kommt zu zahlreichen Stoffwechselstörungen. Dazu gehören beispielsweise eine Schwächung des Immunsystems oder der Jo-Jo-Effekt.

Die Deutsche Gesellschaft für Ernährung (DGE) empfiehlt für den gesunden Erwachsenen eine tägliche Zufuhr von 0,8 bis 1 Gramm Eiweiß pro Kilogramm Körpergewicht, das entspricht einem Anteil von 10 bis 12 Prozent der Gesamtenergiezufuhr. Ältere Menschen sollten auf eine eiweißreiche Kost achten, da lediglich der Energiebedarf, aber nicht der Proteinbedarf mit zunehmendem Alter sinkt. Übergewichtige sollten 1 Gramm Eiweiß pro Körperkilogramm zuführen, um eine ausreichende Sättigung zu erzielen und dem Jo-Jo-Effekt vorzubeugen. Wer abnehmen möchte, braucht ausreichend Eiweiß. Eiweiß hat praktisch keinen Einfluss auf den Blutzuckerspiegel und wird nahezu insulinunabhängig verwertet.

Eiweißreiche Lebensmittel sind Fleisch, Wurstwaren, Fisch, Milch- und Milchprodukte, Eier, Hülsenfrüchte und Sojaprodukte. Eiweißarme Lebensmittel sind Butter, Margarine, Öl, Zucker, Obst, Gemüse, Kartoffeln, Säfte, Getränke und Alkoholika.

!

Typ-2-Diabetiker sollten fettarme Eiweißträger bevorzugen.

Ideal sind fettarme Proteinträger wie Magerquark, mageres Fleisch, Harzer Käse, Seefisch oder Sojaprodukte. Die Nierenbelastung durch Soja- und Fischeiweiß ist deutlich geringer als die durch Fleischproteine.

Kohlenhydrate

Kohlenhydrate dienen dem Körper als schneller Energielieferant, beispielsweise für die Gehirnzellen, die Versorgung des Nervensystems und der Muskulatur. Die Kohlenhydratzufuhr dient der direkten energetischen Versorgung des Körpers. Übermäßig aufgenommene Kohlenhydrate wandelt der Körper in Fett um und lagert das in den Fettzellen ab.

Kohlenhydratreich sind Zucker, zuckerhaltige Lebensmittel, Getreideprodukte, Obst, Gemüse, Kartoffeln und Milch. Kohlenhydratarm sind Butter, Margarine, Öl, Fisch, Fleisch, Wurst, Geflügel, Eier und Alkoholika.

Kohlenhydrate sind die einzigen Nährstoffe, die direkten Einfluss auf den Blutzuckerspiegel haben. Aber nicht alle Kohlenhydrate sind wirklich blutzuckerwirksam. In erster Linie ist ihr Gehalt an Traubenzucker (Glukose) wichtig. Denn nur Glukose kann den Blutzuckerspiegel direkt erhöhen. Trotzdem sollten Kohlenhydrate nicht aus dem Speiseplan des Diabetikers verschwinden. Ihr Anteil an der Gesamtaufnahme sollte genauso hoch wie beim Gesunden liegen. Es ist aber sinnvoll, die Kohlen-

!

Kohlenhydrate sind die einzigen Nährstoffe, die direkten Einfluss auf den Blutzuckerspiegel haben.

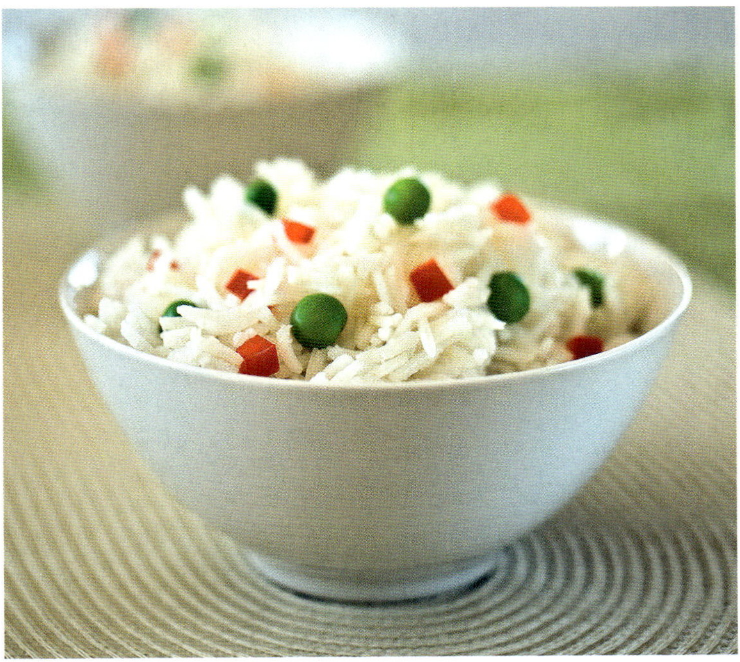

Kohlenhydrate dienen dem Körper als schneller Energielieferant.

hydrate auf mehrere Mahlzeiten aufzuteilen, um starke Blutzuckerschwankungen zu vermeiden. Kohlenhydrate werden vom Körper unterschiedlich schnell aufgenommen und erhöhen deshalb in ungleichem Maße die Blutzuckerwerte.

Nach den Empfehlungen der DGE sollten mehr als 50 Prozent der Gesamtenergiezufuhr aus Kohlenhydraten geliefert werden, wobei diese zum größten Teil aus Polysacchariden (Stärke) bestehen sollen. Stärkehaltige Lebensmittel sind beispielsweise Getreide, Kartoffeln und Gemüse. Daneben gibt es noch rasch verfügbare Kohlenhydrate wie Trauben- und Fruchtzucker (Monosaccharide) oder Haushalts-, Malz- oder Milchzucker (Disaccharide), die den Blutzuckerspiegel schnell ansteigen lassen. Sie sollten keine reinen Kohlenhydratmahlzeiten (etwa nur Brot, Nudeln, Obst) essen, da diese den Blutzucker zu rasch steigern. Besonders empfehlenswert sind hingegen Vollkornprodukte, da sie stark sättigend wirken, den Blutzucker relativ langsam ansteigen lassen und reich an Ballaststoffen, Vitaminen und Mineralstoffen sind!

!

Der Glykämische Index ist ein Maß zur Bestimmung der Wirkung eines kohlenhydrathaltigen Lebensmittels auf den Blutzuckerspiegel.

Der Glykämische Index (GI) und die Glykämische Last (GL)

Der Glykämische Index ist die blutzuckersteigernde Wirkung des Testlebensmittels in Prozent im Vergleich zu Glukose. Oder anders ausgedrückt: Der Glykämische Index macht eine Aussage über den relativen Blutzuckeranstieg nach der Gabe eines kohlenhydrathaltigen Nahrungsmittels im Vergleich zu der Gabe von Glukose, die einen Index von 100 Prozent hat.

Der Glykämische Index wurde bisher kaum in die praktische Diabetologie einbezogen, da sich eigentlich nur die GI einzelner Lebensmittel, nicht aber die von Speisen bestimmen lassen. Zudem wird die Blutzuckersteigerung nach der Mahlzeit von vielen Faktoren, beispielsweise Fettgehalt, Zubereitungsart, Flüssigkeitsgabe, Zerkleinerungsgrad, Ballaststoffgehalt, beeinflusst.

Glykämischer Index verschiedener Nahrungsmittel

NAHRUNGSMITTEL	GLYKÄMISCHER INDEX
Traubenzucker (Glukose)	100
Malzzucker	110
Haushaltszucker	59
Fruktose	20
gekochte Möhren	85–92
Honig	87–90
Cornflakes	80
weißer Reis	72
gekochte Kartoffeln	70
Weißbrot	69
Weizenvollkornbrot	40
Fertigmüsli	66
Fertigmüsli ohne Zucker	50
Haferflocken	49
Joghurt	36
Vollmilch	34
Schokolade	22
frisches Gemüse, z. B. Tomaten	< 15

Am Glykämischen Index zeigt sich, warum Weißmehlprodukte für Diabetiker ungeeignet sind. Ihr Glykämischer Index ist deutlich schlechter zu bewerten als der von Haushaltszucker! Der Ballaststoffgehalt und der Verarbeitungsgrad sind wichtige Gradmesser in der Blutglukosewirksamkeit. Der Glykämische Index steigt durch die Zubereitung von Lebensmitteln, beispielsweise Kochen, und durch stärkere Verarbeitung (beispielsweise Kartof-

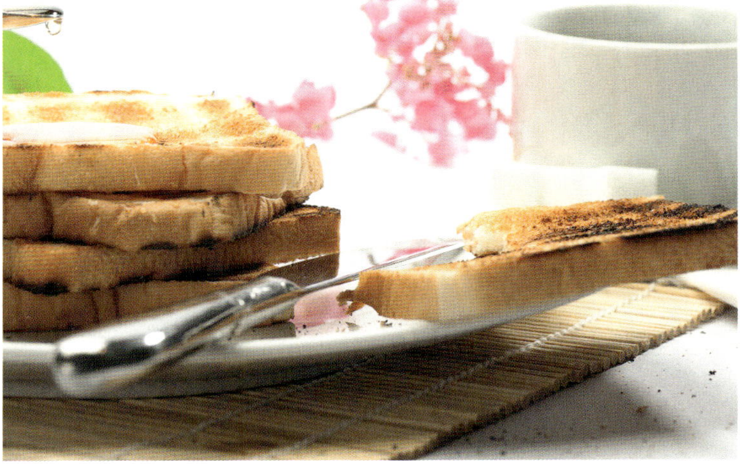

Am Glykämischen Index zeigt sich, warum Weißmehlprodukte für Diabetiker schlecht geeignet sind.

felpüree aus Kartoffelpürreeflocken). Der GI sinkt bei einer gemischten Mahlzeit in Abhängigkeit vom Fettgehalt durch die Veränderung der Magenentleerungszeit. Flüssiges verlässt den Magen prinzipiell rascher als Festes. Unerhitzte, unverarbeitete und ballaststoffreiche Nahrungsmittel haben im Allgemeinen einen niedrigen Glykämischen Index. Inzwischen wird in der Diabetesberatung auch von der glykämischen Last gesprochen, die sowohl auf den GI als auch auf die Portionsgröße eingeht.

Ballaststoffe

Mehr Ballaststoffe bedeuten für Typ-2-Diabetiker eine leichte Gewichtsabnahme und optimale Blutzuckerwerte. Ballaststoffhaltige Lebensmittel sind beispielsweise Getreide und die daraus hergestellten Produkte wie Vollkornbrot oder Gemüse und Frischobst mit Schale. Pro Tag sollten mit der Nahrung mindestens

30 Gramm Ballaststoffe aufgenommen werden. Diabetiker brauchen jedoch mehr Ballaststoffe – 35 bis 45 Gramm am Tag sind ideal. Ballaststoffe sorgen für eine gesunde Darmtätigkeit und ein erhöhtes Sättigungsgefühl nach dem Essen. Hinzu kommt, dass sie bei der Senkung des Blutcholesterinspiegels hilfreich sein können. Außerdem verbessern Ballaststoffe die Darmflora und fördern damit auch die Abwehrkräfte. Eine gesunde Darmflora hilft nach aktuellen Studien auch beim Abnehmen.

!

Ballaststoffe sind nicht verwertbare Kohlenhydrate.

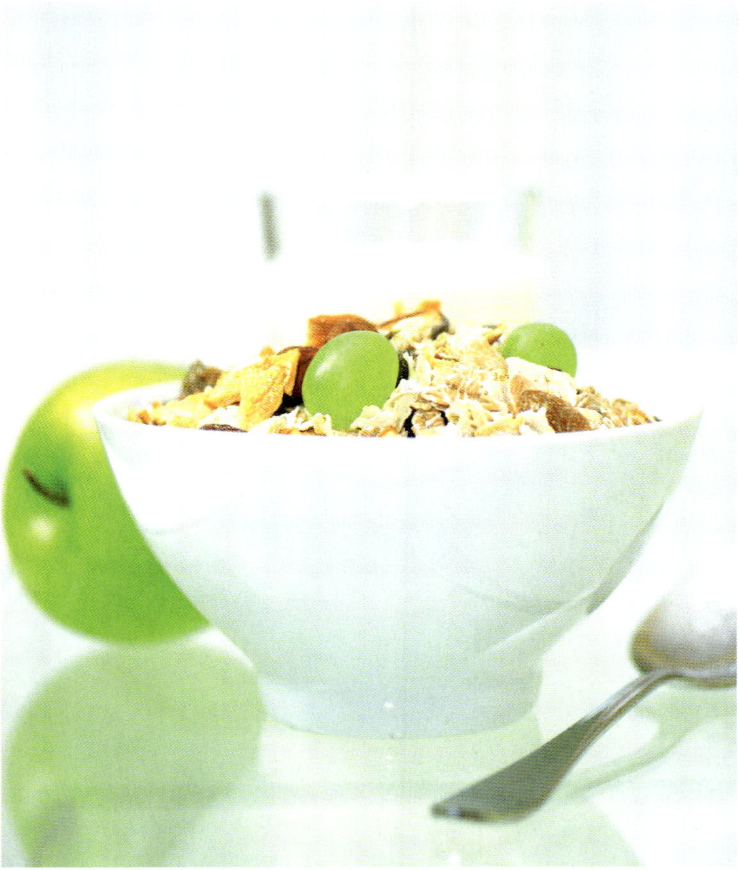

Ballaststoffhaltige Lebensmittel sind beispielsweise Vollkorngetreide und die daraus hergestellten Produkte.

Zucker

Zucker gehört ebenfalls zu den Kohlenhydraten. Während früher Haushaltszucker für den Diabetiker tabu war, weiß man heute, dass kleine Mengen Zucker durchaus für den Diabetiker geeignet sind – unter folgenden Voraussetzungen:

- eine gute Stoffwechseleinstellung,
- die regelmäßige Selbstkontrolle,
- nicht in Form von Getränken,
- nicht in purer Form, sondern „verpackt" in Lebensmitteln.

!

Diabetiker dürfen Zucker oder Honig – in Maßen – essen.

Inzwischen müssen Diabetiker auch nicht mehr pauschal vor zuckerhaltigen Lebensmitteln gewarnt werden. Schlanke Diabetiker mit einem guten HbA1-Wert können zuckerhaltige Lebensmittel verzehren, wenn sie die enthaltenen BEs berechnen und die Kalorien in ihren Ernährungsfahrplan einbeziehen. Für übergewichtige Diabetiker ist es jedoch wenig sinnvoll, größere Mengen zuckerhaltiger Nahrungsmittel aufzunehmen. Diese sind in der Regel kalorienreich und helfen damit nicht gerade beim Abnehmen.

Zum Süßen von Getränken eignen sich kalorienfreie Süßstoffe wie Saccharin, Cyclamat, Aspartam. Diabetiker dürfen auch Stevia als Süßungsmittel verwenden. Die tropische Pflanze schmeckt gut und hat keinen Einfluss auf den Blutzuckerspiegel. Süßstoff ist das ideale Süßungsmittel für Diabetiker, da es weder blutzuckersteigernde Kohlenhydrate noch Kalorien enthält.

Studien konnten zeigen, dass Süßstoffe gesundheitlich unbedenklich sind und bei der Gewichtsreduktion helfen.

Zuckeraustauschstoffe wie Isomalt können anstelle von Zucker bei der Zubereitung von Kuchen eingesetzt werden. Viele diätetische Lebensmittel, die Sie im Reformhaus finden, sind für Diabetiker nicht sinnvoll. Sie enthalten in der Regel kaum weniger Kalorien als gezuckerte Vergleichsprodukte und sind sehr teuer. Neben sinnlosen diätetischen Lebensmitteln (beispielsweise

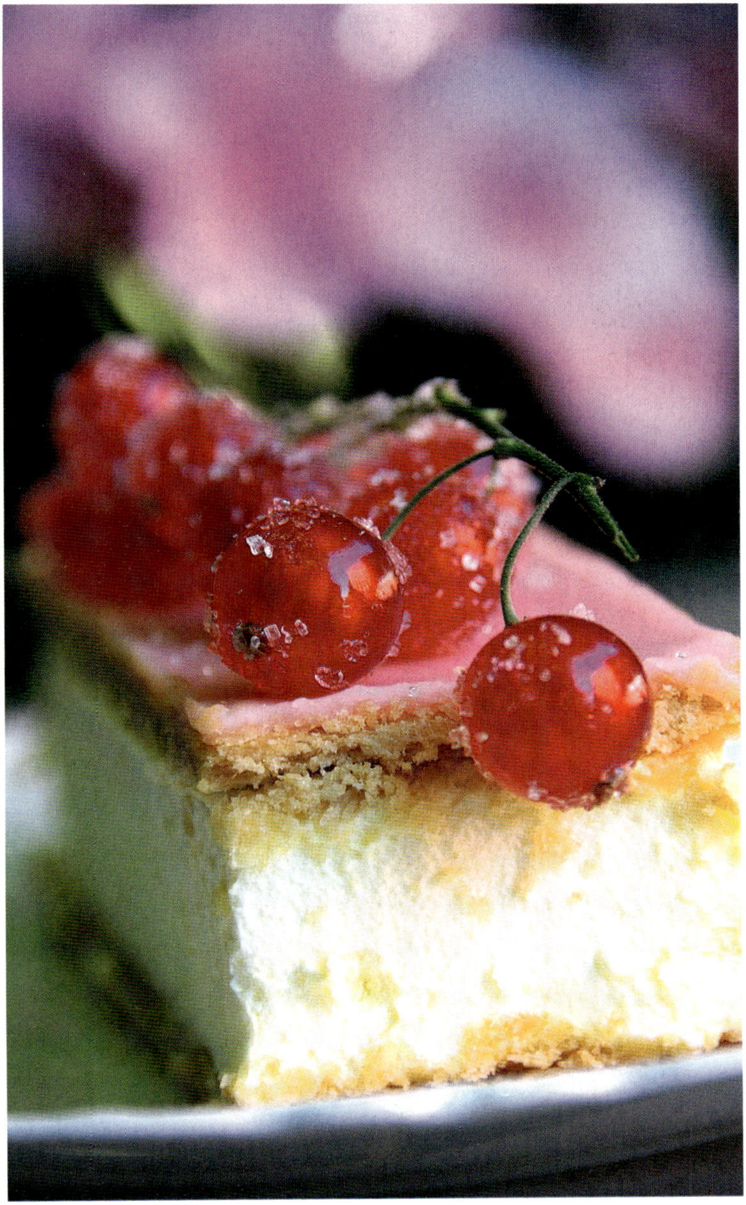

Während früher Haushaltszucker und Honig für Diabetiker tabu waren, weiß man heute, dass kleine Mengen davon geeignet sind.

Diabetikerschokolade, Diabetikerkekse) sind Diabetikerkonfitüre, Süßstoffe und Zuckeraustauschstoffe bei Diabetes mellitus durchaus sinnvoll. Außer bei den Süßstoffen muss aber immer der Kalorien- und Kohlenhydratgehalt berücksichtigt werden.

Die verschiedenen Zuckerarten – was Diabetiker wissen müssen

- **Traubenzucker (Glukose)** erhöht sofort den Blutzucker, da er ohne Verdauungsarbeit ins Blut übergeht. Er ist nur bei Unterzuckerung zu empfehlen, dort ist er sogar notwendig und kann lebensrettend sein.
- **Fruchtzucker (Fruktose)** ist vorwiegend in Obst enthalten und wird auch als Zuckeraustauschstoff verwendet, der langsam ins Blut geht. Aber Fruktose in isolierter Form ist ungesund.
- **Haushaltszucker (Saccharose)** und alle damit gesüßten Getränke erhöhen den Blutzucker sehr schnell und sind in dieser Form nicht zu empfehlen. Zucker in Schokolade, Sahneeis oder Vollkornprodukten geht langsam ins Blut. Deswegen können diese Leckereien in kleinen Mengen statt anderer Zwischenmahlzeiten gegessen werden.
- **Milchzucker (Laktose)** ist in Milchprodukten, in Fett und Eiweiß eingepackt, deswegen kommt es zu keinem raschen Blutzuckeranstieg. Erst ab ¼ l Milchprodukt ist 1 BE zu berechnen. Bei Quark und Käse entfällt die BE-Berechnung, da die milchzuckerhaltige Molke bei der Herstellung zum Großteil entfernt wird. Viele Menschen können Milchzucker nicht verdauen.
- **Zuckeraustauschstoffe und Fruchtzucker** können zum Kuchenbacken und Marmeladeeinkochen verwendet werden, in kleinen Mengen ohne BE-Anrechnung.

Vitamine und Mineralstoffe

Unser Körper verfügt nicht über Speichermedien für Vitamine und Mineralstoffe – abgesehen von wenigen Ausnahmen wie beispielsweise Eisen. Daher ist die tägliche ausreichende Zufuhr lebensnotwendig.

Vitamin C und die Vitamine der B-Gruppe sind die wasserlöslichen Vitamine. Auch das Provitamin A, auch ß-Carotin genannt, ist wasserlöslich. Fettlöslich sind die Vitamine A, D, E und K. Das bedeutet, dass sie nur im Zusammenhang mit Fett vom Körper umgesetzt werden können. Daher sollte jeder frische Salat auch mit etwas Öl angemacht werden.

Zu den Mengenelementen gehören Natrium, Kalium, Chlorid, Schwefel, Kalzium, Phosphat und Magnesium. Spurenelemente sind Eisen, Kupfer, Zink, Nickel, Silicium, Jod, Fluorid, Cobalt, Selen, Zinn, Mangan, Molybdän, Chrom, Arsen und Vanadium. Die vorgenannten Mengen- und Spurenelemente sind wie die Vitamine essenziell, also für eine gesunde Ernährung wesentlich. Insbesondere die Versorgung mit Fluorid, Jod, Zink, Folsäure (insbesondere Frauen), Vitamin D (insbesondere Senioren) sowie antioxidativ wirksamen Wirkstoffen ist in Deutschland in der Regel defizitär. Diabetiker profitieren von den Spurenelementen Zink und Chrom sowie dem Mineralstoff Magnesium. Die B-Vitamine sind für Diabetiker von besonderer Bedeutung. Vitamin D scheint in der Entwicklung von Diabetes eine Rolle zu spielen. Die Versorgung darf nicht zu niedrig sein.

!

Die meisten Vitamine müssen wir mit der Nahrung aufnehmen.

Wasser

Wasser ist der mengenmäßig wichtigste Bestandteil unseres Organismus. Der Wassergehalt des menschlichen Organismus liegt zwischen 50 und 80 Prozent, der Mittelwert bei 60 Prozent. Der prozentuale Wasseranteil ist vom Alter abhängig. Die Flüssigkeitsbilanz ist abhängig von der Wasseraufnahme, Oxidationswasser und Verlusten durch Schweiß, Stuhlgang sowie Urin.

!

Sie sollten täglich ausreichend trinken.

Der Wasserbedarf beim Erwachsenen liegt bei 20 bis 40 ml pro Kilogramm Körpergewicht. Das entspricht 1,5 bis 2 l Wasser am Tag, abhängig vom Gewicht. Ideale Getränke für Diabetiker sind Mineralwasser und süßstoffgesüßte Light-Getränke. Auch Kaffee und Tee dürfen täglich bis zu vier Tassen genossen werden, ohne dass mit negativen Folgen gerechnet werden muss.

Alkohol

Alkohol enthält viele Kalorien, im Übermaß aufgenommen kann er zu Krankheiten führen und süchtig machen. Ungefährlich sind 10 bis 15 Gramm Alkohol täglich, geringe Mengen wie etwa 1 bis 2 Gläser Wein sind also erlaubt. Gefahren treten auf, wenn Männer täglich mehr als 60 Gramm und Frauen mehr als 40 Gramm Alkohol über einen längeren Zeitraum konsumieren.

!

Diabetiker sollten Alkohol weitestgehend meiden.

Für Diabetiker ist zu beachten, dass Alkohol nur zusammen mit kohlenhydratreichen Mahlzeiten aufgenommen werden sollte. Alkohol blockiert die Glukosefreisetzung aus der Leber. Es entsteht so die Gefahr einer Unterzuckerung. Auch Diabetiker, die eine orale Antidiabetikatherapie machen, also Tabletten einnehmen, müssen mit schwerwiegenden Folgen aus der Interaktion von Alkohol und Medikament rechnen. Sie sollten daher möglichst keinen oder nur sehr wenig Alkohol trinken und prinzipiell Ihren Arzt dazu befragen.

Bei übergewichtigen Diabetikern ist ebenso der hohe Energiegehalt von Alkohol zu beachten. Weiterhin fördert Alkohol die Entstehung von Bluthochdruck und Fettstoffwechselstörungen, also weiteren Risikofaktoren, die Erkrankungen der Gefäße begünstigen können.

Mineralstoffe Chrom und Zink

Chrom und Zink nehmen direkt Einfluss auf den Blutzuckerspiegel, die Insulinresistenz und -produktion sowie auf die -wirkung. So ist Chrom bedeutender Bestandteil des Glukose-Toleranz-Fak-

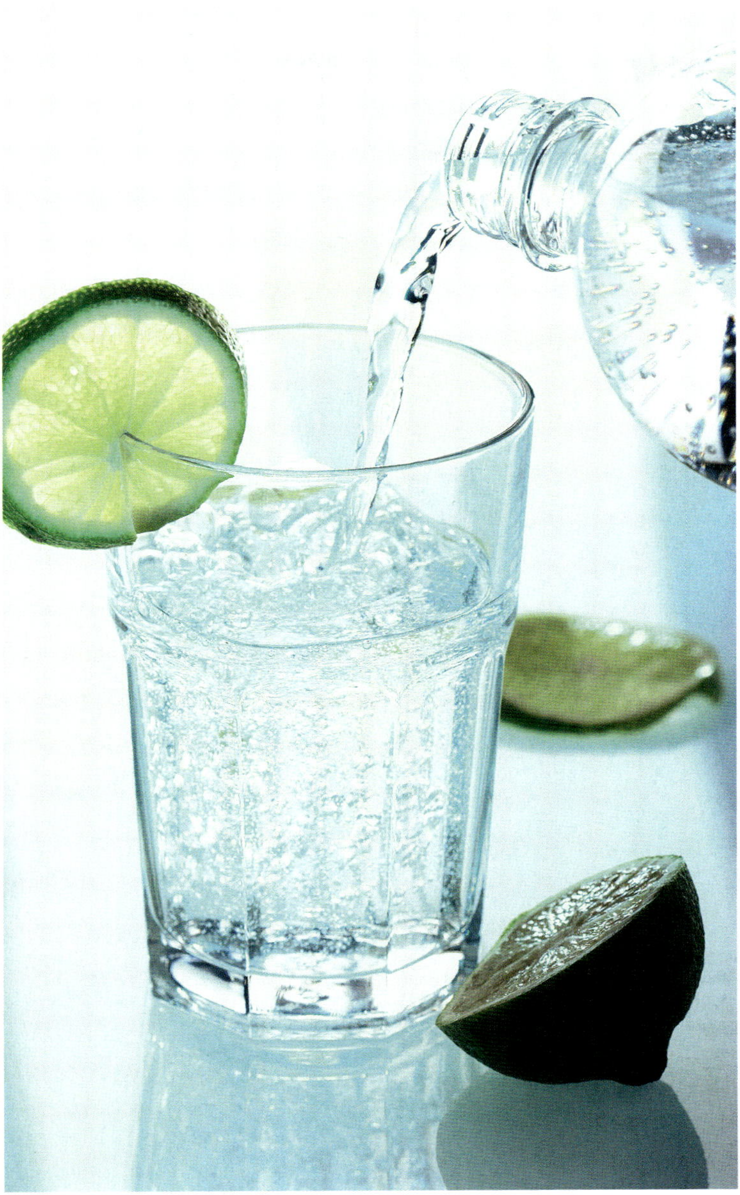

Ideale Getränke für Diabetiker sind Mineralwasser und süßstoffgesüßte Light-Getränke.

!

Chrom und Zink nehmen direkt Einfluss auf den Blutzuckerspiegel.

tors. Als dieser sorgt Chrom für die rasche Entfernung von Glukose aus dem Blut.

Insgesamt berichten 15 Studien über positive Effekte von Chrom auf die Funktionsfähigkeit des Insulins und die Auswirkung von zusätzlichem Chrom auf den Blutzuckerspiegel.

Zink ist verantwortlich für eine ökonomische Insulinfreisetzung nach dem Essen. Bei Zinkmangel haben Typ-2-Diabetiker eine verminderte Insulinfreisetzung. Bei ihnen ergibt sich unter Zinkgabe eine Aktivierung der verbliebenen Insulinproduktion nach mehrwöchiger Zinkgabe und eine Stabilisierung der Blutzuckerwerte mit Abnahme des Nüchternblutzuckers und des Langzeitparameters HbA1c. Die höchste Zinkkonzentration im menschlichen Körper liegt in den insulinproduzierenden ß-Zellen der Langerhansschen Inseln der Bauchspeicheldrüse vor. Ohne Zink können diese Zellen kein Insulin produzieren oder speichern.

Besonders drastisch sind die Zinkdefizite bei insulinpflichtigen Diabetikern. Als wesentliche Ursache muss die erheblich erhöhte Zinkausscheidung – zwei- bis dreifach der Norm – über den Urin angesehen werden.

Zusätzlicher Zink- und Chrombedarf von Diabetikern (täglich):

- 15 bis 30 Milligramm Zink,
- 200 bis 400 µg Chrom.

Zimt

Typ-2-Diabetiker können durch die regelmäßige Einnahme von Zimt zu den Mahlzeiten zusätzlich zu ihrer jeweiligen Diabetestherapie ihren Blutzuckerspiegel sowie auch die Blutfettwerte günstig beeinflussen. Weiterhin können Sie Zimt auch einnehmen, um einer Insulinresistenz vorzubeugen. Da die Therapie eine tägliche Einnahme von Zimt in höherer Dosis erfordert, und zwar mindestens 1 Gramm Zimt nach den vorliegenden Studien-

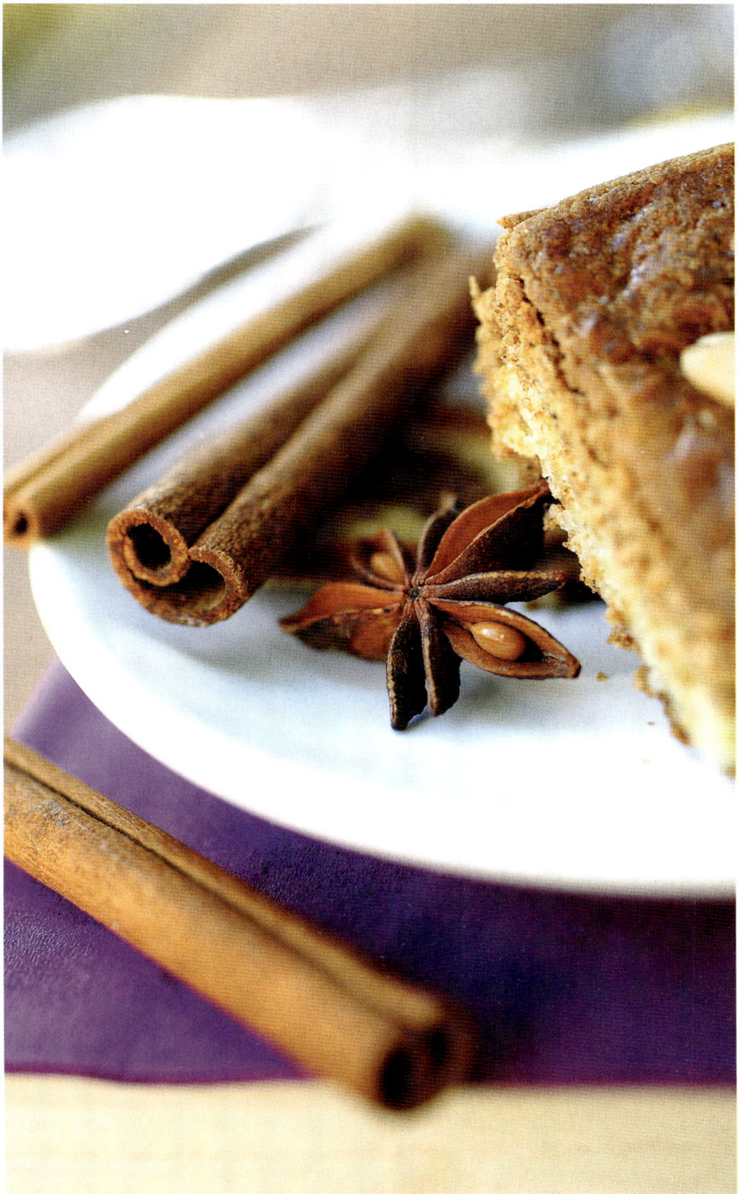

Typ-2-Diabetiker können durch die Einnahme von Zimt zusätzlich zu ihrer jeweiligen Diabetestherapie ihren Blutzuckerspiegel sowie auch die Blutfettwerte günstig beeinflussen.

ergebnissen (das entspricht zirka einem halben Teelöffel Zimtpulver), und eine regelmäßige Zimteinnahme in dieser Größenordnung kaum durchführbar ist, erscheint die Einnahme von Zimtpräparaten sinnvoll.

Effekt der Blutzuckersenkung nach der Aufnahme von Zimt (Mahpara et al. 2004)

ZIMTDOSIS (g)	GLUKOSEGEHALT IM BLUT VOR ZIMTEINNAHME	GLUKOSEGEHALT IM BLUT NACH ZIMTEINNAHME
1	208,7 mg/dl	172,8 mg/dl
3	206,2 mg/dl	174,4 mg/dl
6	233,9 mg/dl	174,8 mg/dl

!

Empfohlen wird die Einnahme von Kapseln mit Zimtextrakt, da sie MHCP in höherer Konzentration enthalten.

Die Verwendung von Zimt in Mengen, die als Gewürz oder in Lebensmitteln üblich sind, ist unbedenklich. Dennoch sollte Zimtpulver nicht in folgenden Situationen in größeren Mengen als Heilmittel eingenommen werden:

- während der Schwangerschaft oder Stillzeit,
- bei Magen- oder Darmgeschwüren oder Erkrankungen, bei denen eine vermehrte Säurebildung des Magens unerwünscht ist,
- bei bekannter Überempfindlichkeit gegenüber Zimt,
- bei Allergien gegen Zimt.

Überempfindlichkeiten oder Allergien gegenüber Zimt sind extrem selten. Anstatt Zimt können auch Zimt-Extrakt-Kapseln den Blutzuckerspiegel und die Blutfette optimieren.

20 Tipps für das tägliche Leben

20 Tipps sollen Ihnen als Diabetiker helfen, einige Dinge bei Ihrer Ernährung zu beachten und entsprechend Ihrer Krankheit zu verändern. Sie werden sehen, dass Sie oft mit nur kleinen Änderungen Ihren Speiseplan bereichern und abwechslungsreich gestalten können. Und Sie werden sehr schnell merken, dass die Diagnose „Diabetes“ keinesfalls bedeutet, dass Sie von nun an keinen Spaß mehr am Essen haben. Im Gegenteil – unsere Ratschläge erleichtern die Auswahl und Zusammenstellung Ihrer Mahlzeiten und zeigen Ihnen, worauf Sie achten müssen.

1 Probieren Sie einmal Gemüse und Kräuter (z. B. Tomatenscheiben mit Basilikum bestreut) als alternativen, kalorienarmen Brotbelag. Gemüse und Kräuter enthalten viele Vitamine, Mineralstoffe und Ballaststoffe. Sie machen satt, schmecken gut und eignen sich hervorragend als Ersatz für Streichfette. Geben Sie ein Salatblatt oder saftiges Gemüse anstatt Aufstrichfett unter den Wurst- oder Käsebelag.

2 Ein Joghurt oder Kompott als kalorienarme Zwischenmahlzeit sättigt besser, wenn es mit Weizen- oder Haferkleie oder trocken (das bedeutet ohne Fett) angerösteten Leinsamen angereichert wird. Damit die enthaltenen Ballaststoffe gut aufquellen können, ist es notwendig, dass Sie ¼ Liter Tee oder Mineralwasser dazu trinken. Unser Beispiel: 1 Becher Naturjoghurt (1,5 Prozent Fett), Süßstoff, Zimt, ½ frisch geriebener Apfel, Vanillearoma, 1 Esslöffel Haferkleie und 1 Esslöffel trocken angeröstete Leinsamen mit einem großen Glas Mineralwasser mit einen Spritzer Zitronensaft (eventuell mit flüssigem Süßstoff gesüßt).

> **!**
> Müsli enthält Ballaststoffe, erhöht den Blutzuckerspiegel langsam und macht lange satt.

3 Sie sparen reichlich Kalorien ein, wenn Sie Fischkonserven auswählen, die im eigenen Saft („naturell“) anstatt in Öl angeboten werden. Sehr fett- und kalorienreich ist auch Hering in Tomatensoße. Besser: kurz angedünstetes Kabeljaufilet mit frischen Tomaten in Joghurt-Kräuter-Dressing.

4 Probieren Sie zum Mittagessen einmal ein vegetarisches Gericht. Eine Gemüseplatte aus Spinat mit wenig sauerer Sahne, dazu Karotten mit Dill, Grilltomate mit Knoblauch und gedünstetes Champignon-Zwiebel-Gemüse mit Schnittlauch. Dazu passt getoastetes Vollkornbrot oder ein Risotto aus Naturreis.

5 Kartoffeln sind keine Dickmacher, es sei denn, Sie machen sie dazu. Es gibt viele Alternativen zur langweiligen Salzkartoffel. Probieren Sie Pellkartoffeln mit selbst gemachtem Kräuterquark oder bereiten Sie Ihre Kartoffeln auf dem Backblech mit etwas Kümmel oder Knoblauch zu. Pellkartoffeln mit Schale sind ideal für alle Diabetiker.

6 Fruchtsaft erhöht den Blutzuckerspiegel rasch und eignet sich optimal zur Bekämpfung einer Unterzuckerung. Als Getränk ist er für Diabetiker weniger empfehlenswert. Mineralwasser, ungezuckerte Light-Getränke, Kaffee, schwarzer Tee, Kräutertee und Früchtetee können unberechnet getrunken werden. Fruchtsaft als Schorle, bei einer Mischung aus ¼ Fruchtsaft und ¾ Mineralwasser, ist bis zu einer Menge von ¼ Liter unberechnet geeignet.

7 Wenn Sie Gulasch oder Geschnetzeltes mit mehr Gemüse als gewohnt zubereiten, können Sie Kalorien sparen und gleichzeitig mehr Ballaststoffe aufnehmen. Rechnen Sie für eine Portion 125 Gramm fein geschnittenes Rind- oder Schweinefleisch sowie 250 Gramm Gemüse wie Champignons, Paprika, Möhren, Zwiebeln, Zucchini oder Ähnliches. Pikant marinierter Tofu kann Fleisch ersetzen.

8 Soßenbinder, Mehlschwitzen oder Stärkemehl werden überflüssig, wenn Sie Ihre Soßen mit püriertem Gemüse, Zwiebeln, Tomatenmark oder Kartoffeln andicken. Eine kalorienärmere Alternative zur Soßenzubereitung mit Crème fraîche, Schmand oder Crème double stellt saure Sahne dar. Viele Soßen lassen sich auch mit Kondensmilch (4 Prozent Fett) anstatt mit süßer Sahne verfeinern.

9 Für Eintöpfe, Salate oder Gemüse verwenden Sie rohen Schinken anstatt fetten Speck. Der herzhafte und würzige Geschmack wird Sie garantiert überzeugen. Anstatt Wurst können Sie auch Sojaprodukte (Tofu oder Sojawürstchen) als Einlage verwenden.

10 Vollkornbrot ist einfach ideal für Diabetiker. Es versorgt den Körper mit wichtigen Ballaststoffen, Mineralien und Vitaminen. Zudem können Sie es auch lange aufbewahren. Und getoastet schmeckt Vollkornbrot noch mal so gut. Vollkornbrot sättigt besser und steigert den Blutzucker langsamer als Graubrot. Je gröber das Vollkornbrot, desto besser.

11 Fleisch hat oft Fettränder. Es ist nicht sinnvoll, diese vor der Zubereitung abzuschneiden. Um den Geschmack zu erhalten, entfernen Sie Fett erst nach der Zubereitung. Kurzgebratenes Fleisch, Fisch oder Geflügel können Sie mit Küchenkrepp entfetten.

12 Pflanzenöle wie Rapsöl oder Olivenöl eigenen sich im Gegensatz zu Butter oder Margarine gut zum Braten. Butter oder Margarine enthalten viel Wasser und sind deshalb nicht hoch erhitzbar. Pflanzliche Öle erreichen optimale, fettsparende Brat-

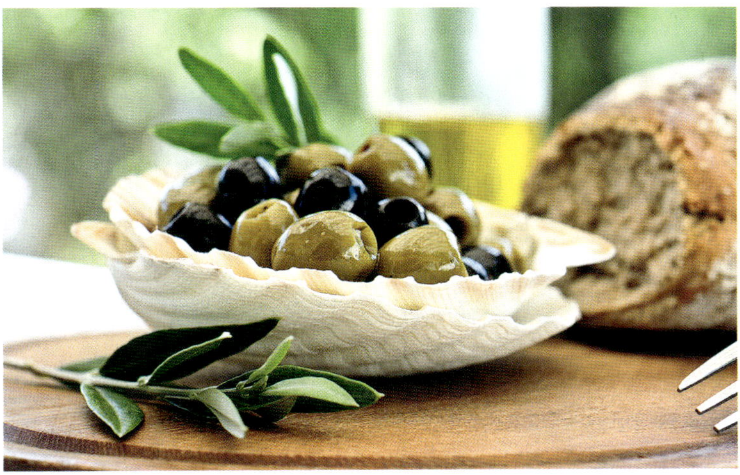

Vollkornbrot und gesunde Fette sind ideal für Diabetiker.

temperaturen. Wir empfehlen Ihnen Olivenöl oder Rapsöl für den Salat und Soja- oder Rapsöl zum Braten. Für Blattsalate eignen sich Nussöle oder Traubenkernöl.

13 Versuchen Sie einmal gekochte Roggen-, Weizen-, Dinkel- oder Grünkernkörner als Beilage. Die Körner am Vorabend in Wasser einweichen und im Kühlschrank abgedeckt quellen lassen. An nächsten Tag das Einweichwasser abgießen und die Körner in Gemüsebrühe in 45 bis 60 Minuten garen.

!

Sie sparen Kalorien, wenn Sie vor der Mahlzeit frisches oder sauer eingelegtes Gemüse knabbern.

14 Essen Sie vor den Mahlzeiten Gemüse wie Tomaten, Salatgurken, Kohlrabi, Karotten, Paprikaschoten oder Radieschen und trinken Sie etwas dazu. So vermeiden Sie Blutzuckerspitzen und werden besser satt. Sie können auch Gewürzgurken, Mixed Pickles oder Maiskölbchen vorweg essen. Gemüse bleibt prinzipiell unberechnet und ist kalorienarm.

15 Versuchen Sie Rührei einmal anders. Unser Beispiel: 250 g fein geschnittene Champignons, Frühlingszwiebeln und Knoblauch in einem Teelöffel Öl anschwitzen. Ein Ei mit 2 Esslöffel Kondensmilch (4 Prozent Fett) verquirlen und über das Gemüse geben. Mit reichlich Kräutern bestreuen. Dazu passt getoastetes Vollkornbrot.

16 Viele Suppen und Soßen sind fettreich. Eine Möglichkeit zur Entfettung ist, die Soße oder Suppe abkühlen zu lassen und das fest gewordene Fett abzuheben oder herauszufischen. Heißes Fett lässt sich mit einer ungefärbten Papierserviette entfernen. Dazu ziehen Sie die Papierserviette über die heiße Suppe oder Soße.

17 Füllen Sie Braten mit Gemüse. Die Gemüsefüllung sorgt für einen besseren Geschmack und es sieht einfach appetitlich aus. Außerdem reduzieren Sie den Kaloriengehalt und verbessern die Sättigung. Schneiden Sie eine Tasche in das Fleisch und füllen Sie je nach saisonalem Angebot z. B. Broccoli oder passiertes Gemüse hinein. Unter einen Hackfleischteig können Sie grob geraspeltes Gemüse mischen oder einen Hackbraten mit Lauchstangen anreichern.

18 Auch Braten ist oft eine fettige Angelegenheit. Versuchen Sie statt Bratwurst oder Bauchfleisch einmal Fisch- oder Geflügelspieße mit reichlich Gemüse in einer beschichteten Pfanne in einem Teelöffel Rapsöl zu braten. Grillen ist eine fettsparende Zubereitungsmethode, die gleichzeitig reichlich Aromastoffe bildet.

19 Probieren Sie Hackbraten einmal anders. Verwenden Sie zur Bindung anstelle von Ei Haferflocken und trockenen Magerquark. Mischen Sie geraspeltes Gemüse wie Möhren, Lauch, Sellerie unter den Hackfleischteig und würzen Sie mit frisch gehackten Kräutern, Senf, Meerrettich und/oder Tomatenmark.

20 Geschmacksintensive frische Kräuter, Frühlingszwiebeln, Knoblauch und passende Gewürze können das Salz im Essen weitgehend überflüssig machen. Verstärken Sie das Aroma Ihrer Speisen durch Toasten, Grillen, Anrösten, die Verwendung von frischen Produkten sowie wenig fluoridiertem Jodsalz mit Folsäure. So beugen Sie jodmangelbedingten Schilddrüsenerkrankungen und fluoridmangelbedingter Karies vor. Folsäure ist wichtig in der Schwangerschaft und hilft Arteriosklerose vorzubeugen.

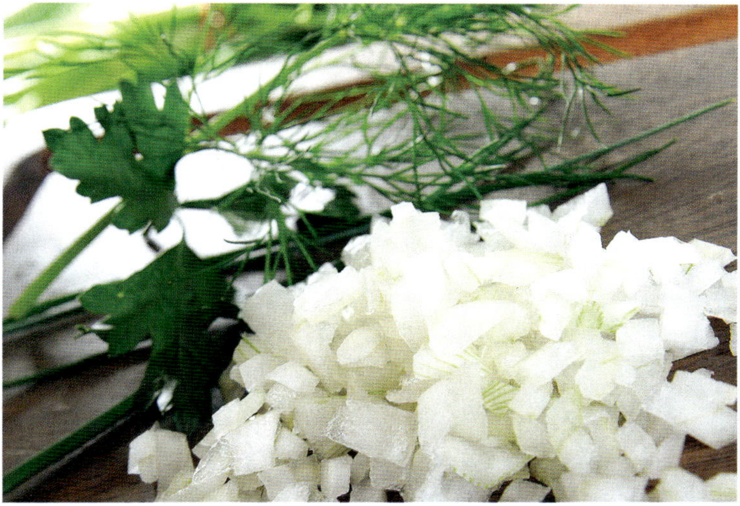

Geschmacksintensive frische Kräuter, Knoblauch und Zwiebeln können das Salz im Essen weitgehend überflüssig machen.

Kalorienreduzierter Musterplan bei Typ-2-Diabetes

FRÜHSTÜCK	
Beerenmüsli (siehe Rezept Seite 73)	
1 Glas Milch, 1,5 % Fett (200 ml)	
2 gehäufte EL Haferflocken	
1 TL Leinsamen	
2 gehäufte EL Heidelbeeren	
2 gehäufte EL Erdbeeren	
Kaffee oder Tee mit fettreduzierter Milch (150 ml)	10 kcal
Zwischenanalyse	223 kcal

ZWISCHENMAHLZEIT	
Raspelbaguette (siehe Rezept Seite 100)	
1 Stück Vollkornbaguette (60 g)	
1 EL Magerquark	
Kohlensäurehaltiges Mineralwasser	
Schnittlauch	
Salz und Pfeffer	
Geraspelter Weißkohl (50 g)	
Geraspelte Karotte (50 g)	
2 Radieschen	
1 Frühlingszwiebel	
Zwischenanalyse	157 kcal

Hinweis

Über den Tag verteilt sollten Sie mindestens 2 Liter kalorienarme und möglichst zuckerfreie Flüssigkeit trinken, also: Mineralwasser, Früchte- oder Kräutertee oder stark verdünnte Fruchtsäfte.

MITTAGESSEN	
Pfannkuchen mit Champignonfüllung (siehe Rezept Seite 89)	
1 gehäufter EL Vollkornmehl	
2 gehäufte EL Weizenmehl, Typ 550	
Glas Milch, 1,5 % Fett (100 ml)	
1 Ei	
Salz	
1TL Rapsöl (zum Braten des Pfannkuchen)	
Champignons (150 g)	
½ kleine Zwiebel	
½ Knoblauchzehe	
1 TL Rapsöl (zum Anschmoren der Champignons)	
Pfeffer	
1 Ecke Schmelzkäse, 30 % Fett i. Tr.	
Zwischenanalyse	515 kcal

ZWISCHENMAHLZEIT	
Walnuss-Obstsalat (siehe Rezept Seite 111)	
1 Orange	
1 Kiwi	
1 TL gehackte Walnüsse	
1 Glas Buttermilch (100 ml)	
Zwischenanalyse	114 kcal

ABENDESSEN	
Camembert-Brot mit Preiselbeeren (siehe Rezept Seite 125)	
2 Scheiben Vollkornbrot mit Sonneblumenkernen	
2 Blätter Eisbergsalat	
1 TL Halbfettmargarine	
1 Portion Camembert, 30 % Fett i. Tr. (60 g)	
1 EL Preiselbeermarmelade	
Zwischenanalyse	402 kcal

!

Gesamtergebnis:
1401 kcal/
5856 Kilojoule
72 Eiweiß
47 Fett
167 Kohlenhydrate
15 BE

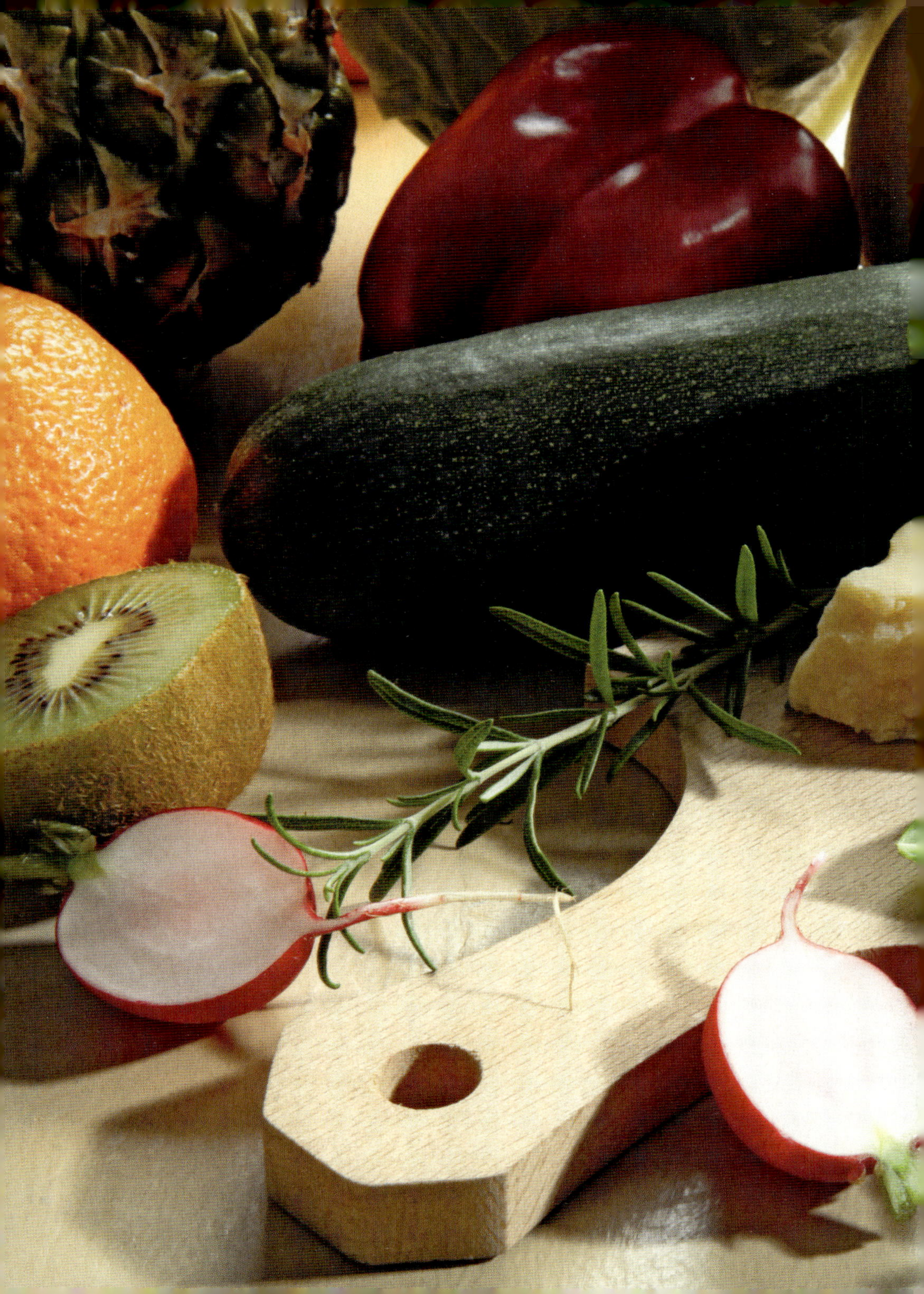

60 REZEPTE – LECKER ESSEN BEI TYP-2-DIABETES

60 erprobte Rezepte für jeden Tag machen es Ihnen leicht, Ihre Ernährung umzustellen. Genießen Sie und schlemmen Sie mit vollem Appetit und entdecken Sie dabei Ihre geschmacklichen Vorlieben neu: mediterran, orientalisch, exotisch oder traditionell deutsch. Alle Gerichte sind natürlich für die ganze Familie geeignet und wurden nach den neuesten Erkenntnissen, Nährwert- und BE-Angaben zusammengestellt.

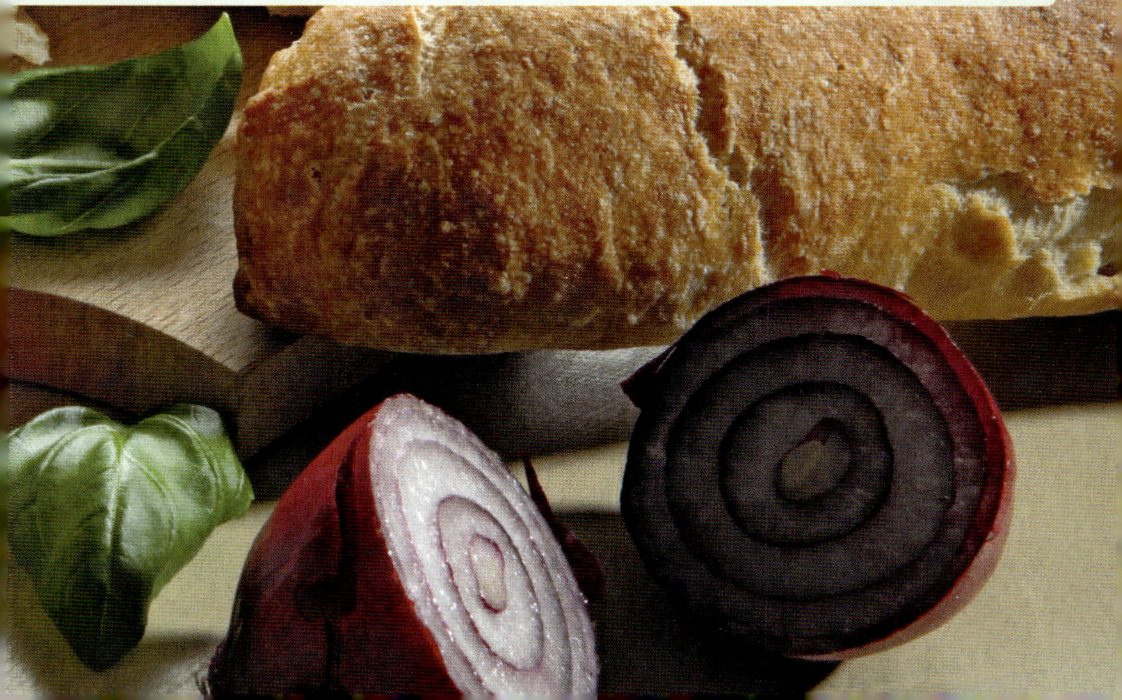

LECKERE FRÜHSTÜCKSIDEEN

Pistazienpfannkuchen mit exotischem Obstsalat

kerniger Genuss

Zubereitungszeit: 15 Minuten
Quellzeit: 10 Minuten
Garzeit: ca. 8 Minuten

Eine Portion enthält:

348 kcal/1455 kJ	44 g Kohlenhydrate
11 g Eiweiß	~4 BE
13 g Fett	

Zutaten für zwei Personen

- 2 gut gehäufte EL Weizenmehl, Typ 550 (ca. 50 g)
- ⅛ l Milch, 1,5 % Fett
- 1 Ei
- 2 Prisen Zucker
- 2 TL Pistazien, ungesalzen
- 2 TL Rapsöl
- 1 Orange
- 1 Grapefruit
- 1 TL Honig

Zubereitung

1 Mehl, Milch, Ei und Zucker mit den Schneebesen des Handrührgeräts zu einem glatten Teig verarbeiten und 10 Minuten quellen lassen.

2 Die Pistazien grob hacken.

3 Die Orange und die Grapefruit filetieren (siehe Tipp), den austretenden Saft auffangen. Saft mit Honig glatt rühren und mit den Fruchtfilets vermengen.

4 1 Teelöffel Öl in einer beschichteten Pfanne erhitzen, die Hälfte der gehackten Pistazien kurz anrösten, die Hälfte des Teigs in die Pfanne gießen und ca. 2 Minuten pro Seite backen. Pfannkuchen herausnehmen und warmstellen. Verbliebenes Öl in die Pfanne geben, die restlichen Pistazien und den Teig zugeben und zu einem weiteren Pfannkuchen verbacken.

5 Die Pfannkuchen zusammen mit dem Obstsalat servieren.

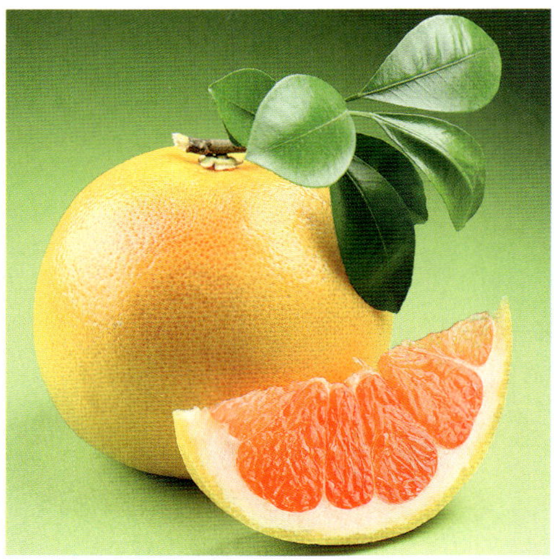

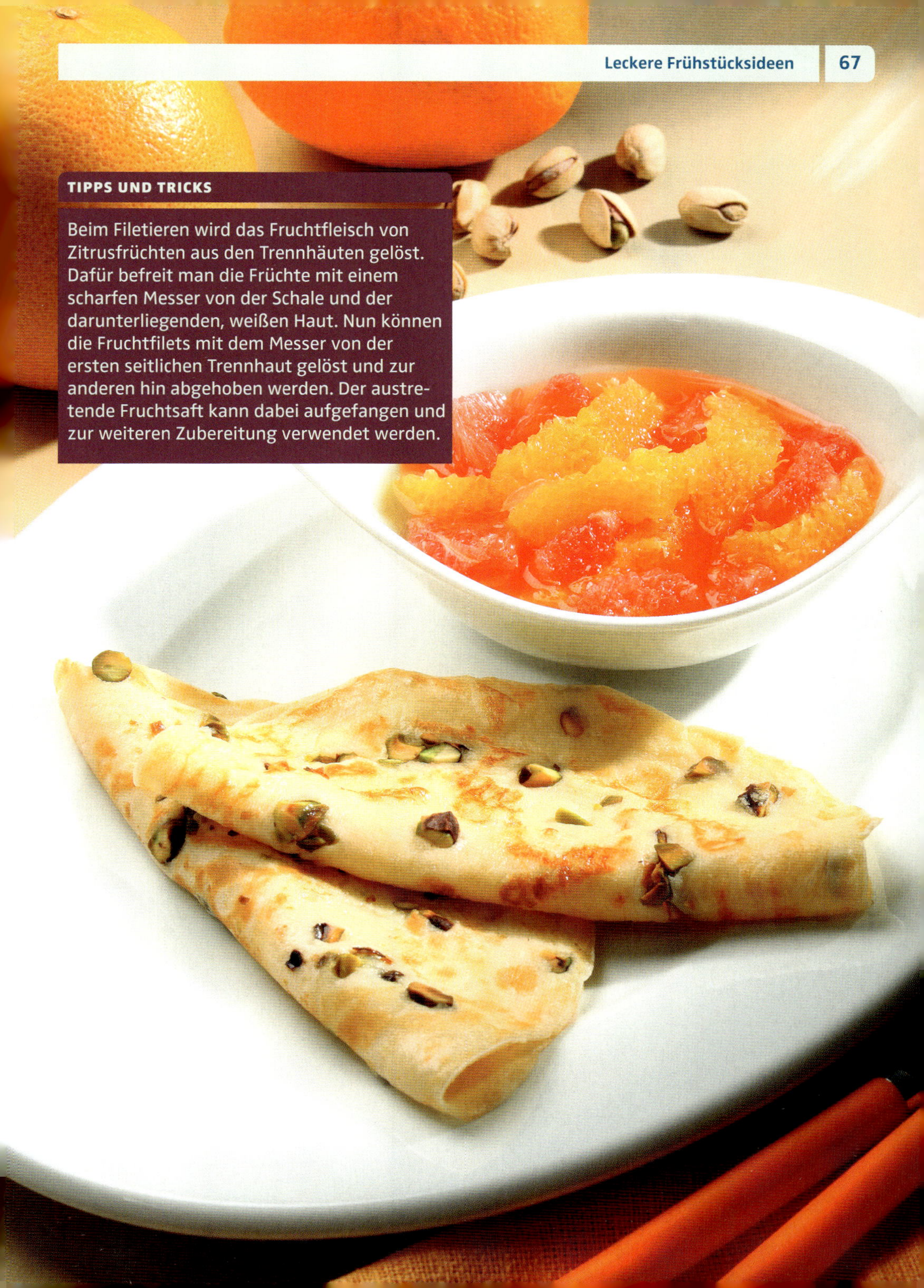

TIPPS UND TRICKS

Beim Filetieren wird das Fruchtfleisch von Zitrusfrüchten aus den Trennhäuten gelöst. Dafür befreit man die Früchte mit einem scharfen Messer von der Schale und der darunterliegenden, weißen Haut. Nun können die Fruchtfilets mit dem Messer von der ersten seitlichen Trennhaut gelöst und zur anderen hin abgehoben werden. Der austretende Fruchtsaft kann dabei aufgefangen und zur weiteren Zubereitung verwendet werden.

Geröstetes Brot mit Roastbeef und Kresse

deftig und exquisit

Zubereitungszeit: 10 Minuten

Eine Portion enthält:

189 kcal/790 kJ	23 g Kohlenhydrate
14 g Eiweiß	2 BE
4 g Fett	

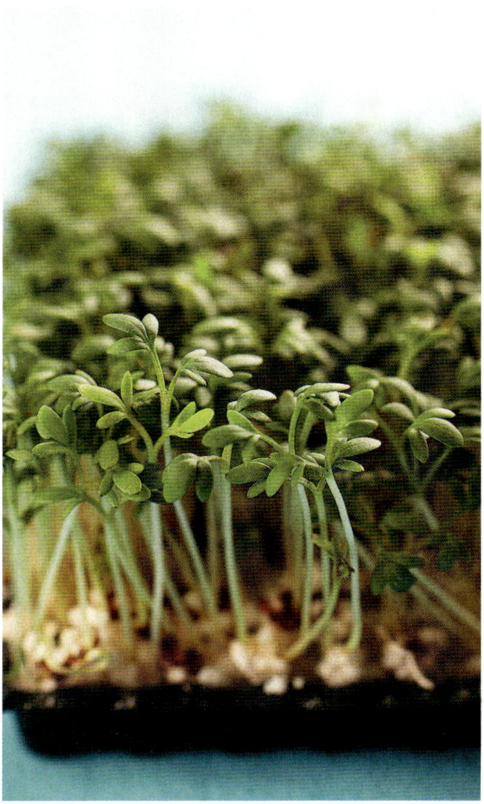

Zutaten für zwei Personen

2 Scheiben Sonnenblumen-Vollkornbrot
1 gehäufter TL Frischkäse, fettreduziert
2 Scheiben Roastbeef
4 Radieschen
1 EL Kresse
Pfeffer

Zubereitung

1 Die Brote im Toaster anrösten und kurz abkühlen lassen. Den Frischkäse auf den Broten verteilen und mit Roastbeefscheiben belegen.

2 Radieschen und Kresse waschen, putzen, Radieschen in schmale Scheiben schneiden und grobe Stiele der Kresse entfernen. Radieschenscheiben und Kresse auf dem Roastbeef verteilen und mit Pfeffer würzen.

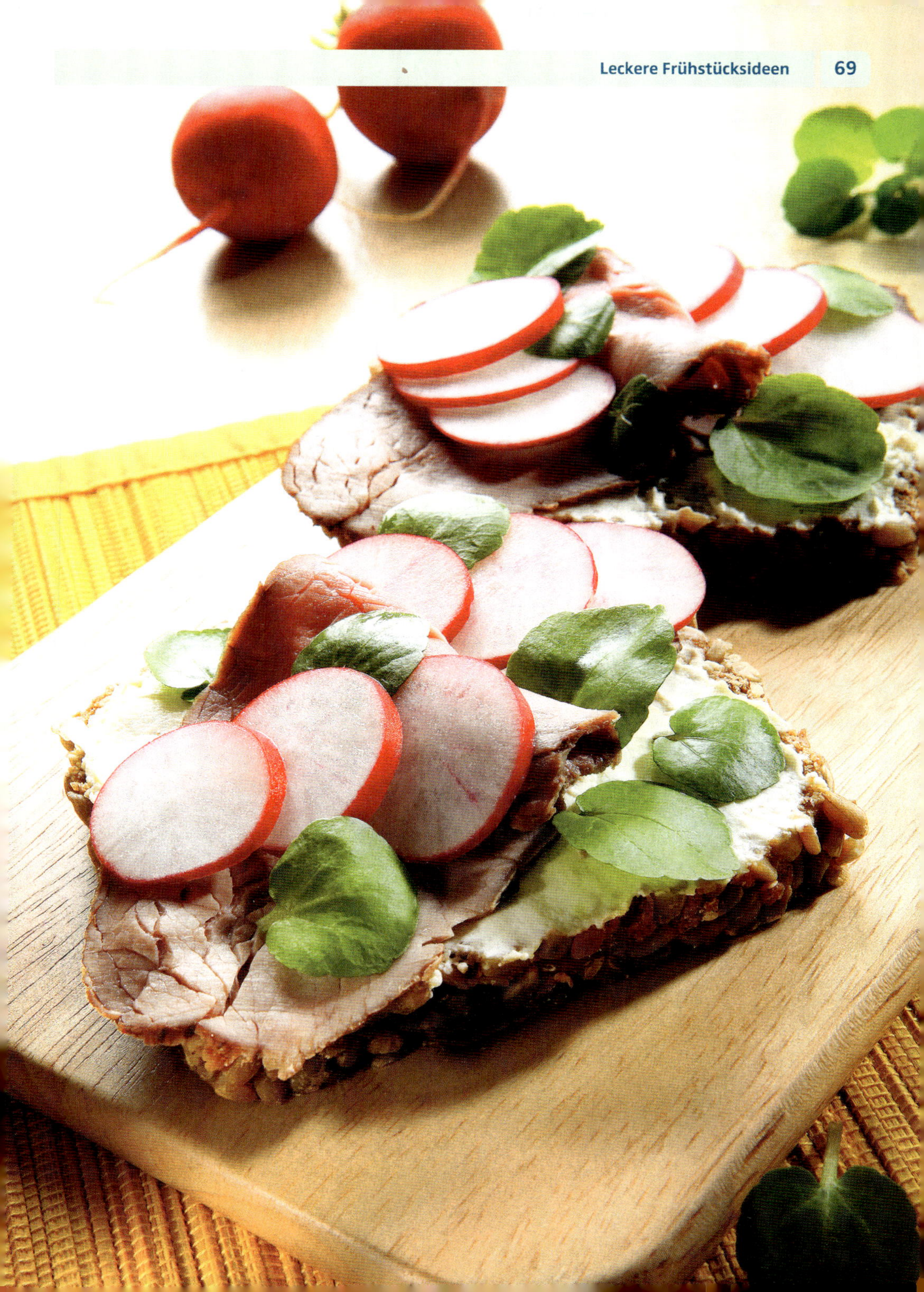

Kräuter-Käse-Rührei

preiswert und deftig

Zubereitungszeit: 10 Minuten
Garzeit: ca. 5 Minuten

Eine Portion enthält:

162 kcal/677 kJ	1 g Kohlenhydrate
12 g Eiweiß	0 BE
12 g Fett	

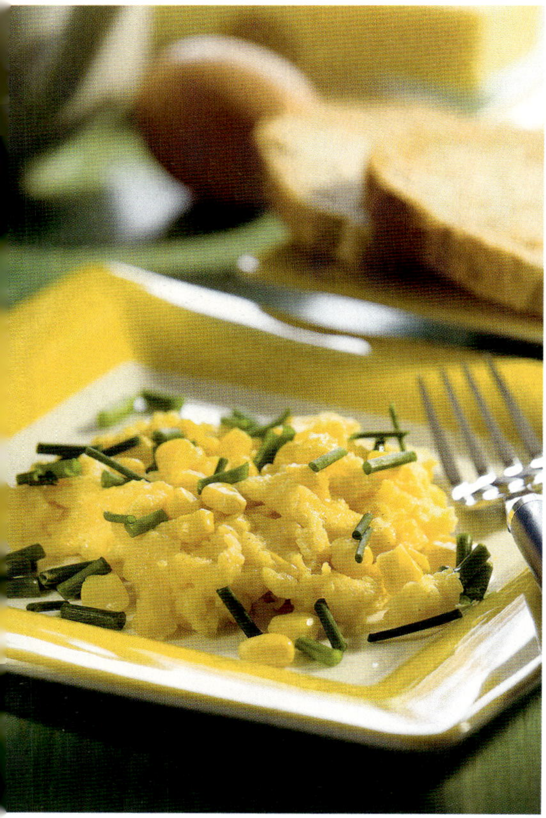

Zutaten für zwei Personen

2 Eier
2 EL Mineralwasser
Salz, Pfeffer
½ kleine Zwiebel
1 Scheibe Edamer, 30 % Fett i. Tr.
1 TL Rapsöl
1 TL Schnittlauchröllchen

Zubereitung

1 Die Eier in einer kleinen Schüssel mit dem Mineralwasser verquirlen und mit Salz und Pfeffer abschmecken.

2 Die Zwiebel schälen und fein würfeln. Den Edamer in kleine Würfel schneiden und in die Eimasse geben.

3 Das Öl in einer beschichteten Pfanne erhitzen, Zwiebelwürfel darin goldgelb andünsten und die Eimasse zugießen, stocken lassen und mit Schnittlauchröllchen bestreut servieren.

TIPPS UND TRICKS

Insulinpflichtige Diabetiker sollten beachten, dass dieses Rezept keine blutzuckersteigernden Kohlenhydrate liefert. Wenn Sie mit dieser Mahlzeit Ihren Blutzucker steigern wollen, essen Sie zum Rührei eine kohlenhydrathaltige Beilage dazu, z. B. eine Scheibe Vollkornbrot.

Lachsquark

schnell zubereitet

Zubereitungszeit: 5 Minuten

Eine Portion enthält:

73 kcal/305 kJ	3 g Kohlenhydrate
12 g Eiweiß	0 BE
2 g Fett	

Zutaten für zwei Personen

4 gehäufte EL Magerquark
1 Schuss kohlensäurehaltiges Mineralwasser
2 Scheiben geräucherter Lachs
1 Zweig Dill
Salz, Pfeffer

Zubereitung

1 Den Quark mit dem Mineralwasser glatt rühren, den Lachs in schmale Streifen schneiden und den Dill waschen und fein hacken.

2 Den Quark mit den Lachsstreifen und dem Dill vermengen und mit Salz und Pfeffer würzen.

TIPPS UND TRICKS

Insulinpflichtige Diabetiker sollten beachten, dass dieses Rezept keine blutzuckersteigernden Kohlenhydrate liefert. Wenn Sie mit dieser Mahlzeit Ihren Blutzucker steigern wollen, essen Sie den Quark zusammen mit einer kohlenhydrathaltigen Beilage, etwa einer Scheibe Vollkornbrot.

Griechischer Brotaufstrich

mediterran

Zubereitungszeit: 10 Minuten

Eine Portion enthält:

96 kcal/401 kJ	4 g Kohlenhydrate
11 g Eiweiß	0 BE
4 g Fett	

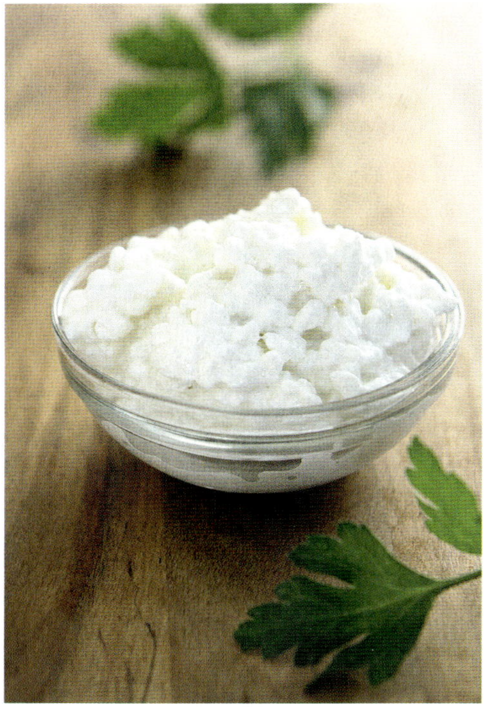

Zutaten für zwei Personen

- 4 gehäufte EL Hüttenkäse, Magerstufe
- 1 kleines Stück Schafskäse (ca. 30 g)
- ½ rote Paprikaschote
- 1 Stück Salatgurke (ca. 40 g)
- 1 kleine Knoblauchzehe
- Pfeffer

Zubereitung

1 Den Hüttenkäse in eine kleine Schüssel geben, den Schafskäse hineinbröckeln und beides miteinander verrühren.

2 Paprika und Gurke waschen und putzen – dabei die Paprikakerne und Samenwände entfernen. Die Paprikahälfte und die Gurke in kleine Würfel schneiden.

3 Die Knoblauchzehe schälen und fein hacken. Alle Gemüsewürfel unter den vorbereiteten Käse rühren und mit Pfeffer würzig abschmecken.

TIPPS UND TRICKS

Dieses Rezept kommt ohne weiteres Salz aus, da der Schafskäse reichlich gesalzen ist. Insulinpflichtige Diabetiker sollten beachten, dass dieses Rezept keine blutzuckersteigernde Kohlenhydrate liefert. Wenn Sie mit dieser Mahlzeit Ihren Blutzucker steigern wollen, essen Sie zum Brotaufstrich eine kohlenhydrathaltige Beilage dazu, z. B. eine Scheibe Vollkornbrot.

Beerenmüsli

fruchtig und bekömmlich

Zubereitungszeit: 10 Minuten
Garzeit: 2 Minuten

Eine Portion enthält:

213 kcal/890 kJ	27 g Kohlenhydrate
10 g Eiweiß	3 BE
6 g Fett	

Zutaten für zwei Personen

2 kleine Gläser Milch, 1,5 % Fett (200 ml)
4 gehäufte EL Haferflocken
1 Becher Naturjoghurt, 1,5 % Fett
2 TL Leinsamen
4 gehäufte EL Heidelbeeren
4 gehäufte EL Erdbeeren

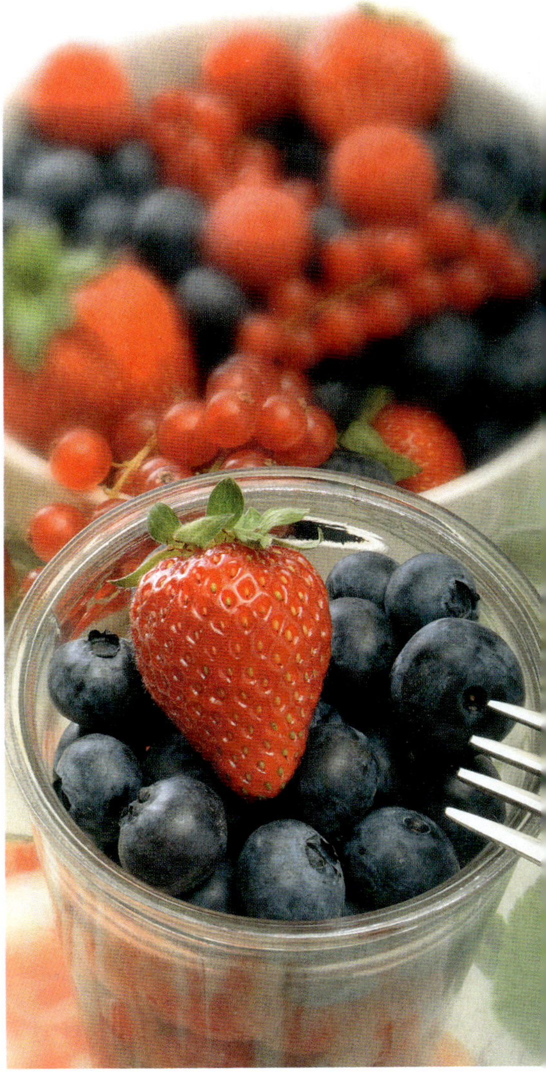

Zubereitung

1 Die Milch aufkochen, die Haferflocken in die kochende Milch einstreuen und 1 bis 2 Minuten köcheln lassen. Dann alles etwas abkühlen lassen. Inzwischen den Leinsamen in den Joghurt geben und mit der erkalteten Milch-Haferflocken-Masse vermengen.

2 Die Beeren vorsichtig waschen und verlesen, die Erdbeeren vierteln und unter die Joghurt-Milch-Masse mengen.

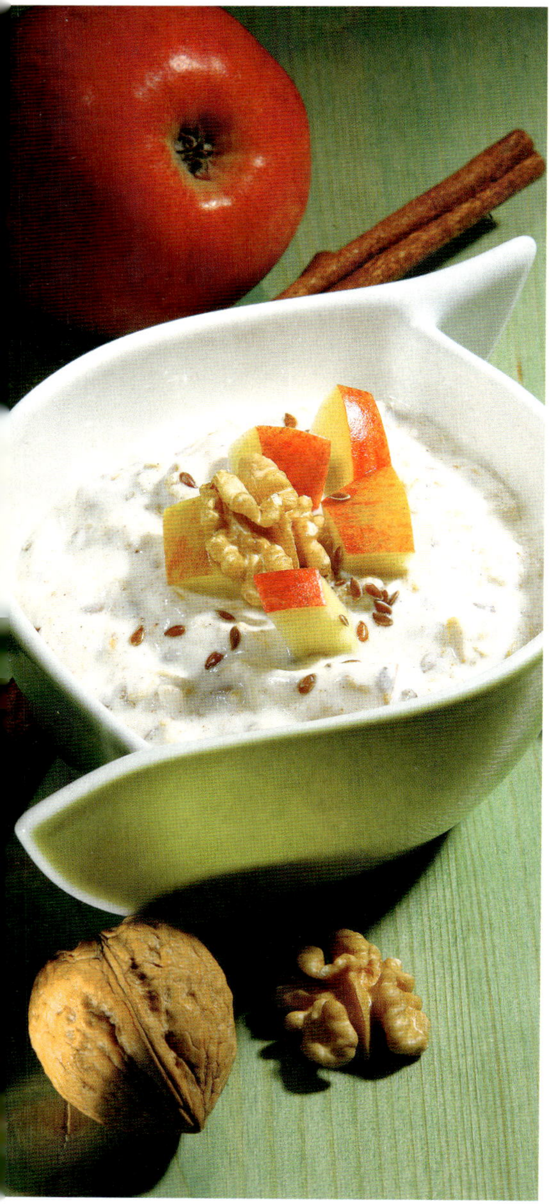

Apfelmüsli

gut sättigend

Zubereitungszeit: 15 Minuten
Quellzeit: 30 Minuten

Eine Portion enthält:

314 kcal/1313 kJ	52 g Kohlenhydrate
11 g Eiweiß	5 BE
6 g Fett	

Zutaten für zwei Personen

4 gehäufte EL Haferflocken
ca. 150 ml Apfelsaft, ohne Zuckerzusatz
2 kleine Äpfel
1 EL Zitronensaft
2 Becher Naturjoghurt, 1,5 % Fett (300 g)
einige Spritzer flüssiger Süßstoff

Zubereitung

1 Die Haferflocken mit Apfelsaft in eine Schüssel geben und 30 Minuten quellen lassen.

2 Die Äpfel waschen, halbieren und entkernen, die Apfelhälften mit einer Gemüseraspel fein reiben. Sofort mit Zitronensaft beträufeln und zusammen mit dem Joghurt unter die Haferflockenmasse rühren.

3 Apfelmüsli mit Süßstoff süßen und gleich servieren.

Obstsalat mit Vanillejoghurt

gut vorzubereiten

Zubereitungszeit: 20 Minuten

Eine Portion enthält:

243 kcal/1017 kJ	41 g Kohlenhydrate
7 g Eiweiß	4 BE
3 g Fett	

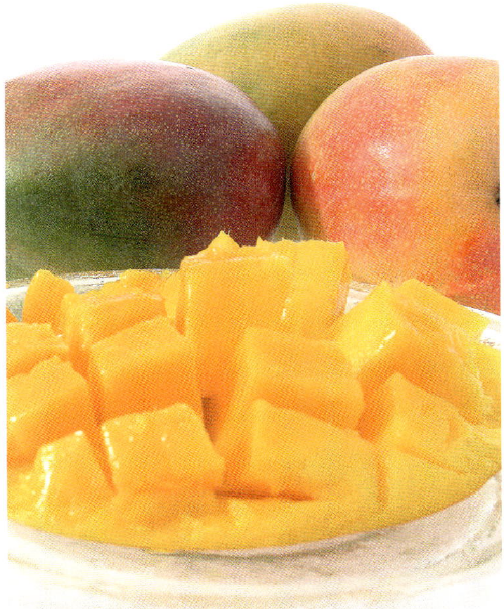

Zutaten für zwei Personen

1 Grapefruit
1 großer Apfel
1 kleine Mango
2 Becher Naturjoghurt, 1,5 % Fett (300 g)
½ Vanilleschote

Zubereitung

1 Die Grapefruit filetieren (siehe Tipp auf Seite 67), dabei den Saft auffangen und mit den Filets in eine kleine Schüssel geben. Den Apfel waschen, halbieren, entkernen und Apfelhälften in Stifte schneiden. Sofort mit den Grapefruitfilets vermischen. Die Mango schälen und das Fruchtfleisch vom Kern lösen und in Würfel schneiden. Mangowürfel zu dem anderen vorbereiteten Obst geben.

2 Den Joghurt in eine kleine Schale geben. Die Vanilleschote der Länge nach halbieren und das Mark mit einem spitzen Messer herauskratzen und zu dem Joghurt geben.

3 Den Obstsalat in zwei Dessertschalen verteilen und den Vanillejoghurt darübergeben.

TIPPS UND TRICKS

Falls Sie den Obstsalat oder den Joghurt süßen möchten, können Sie einige Spritzer flüssigen Süßstoff verwenden.

Erdbeer-Bananen-Smoothie

voller Fruchtgenuss

Zubereitungszeit: 10 Minuten

Eine Portion enthält:

176 kcal/736 kJ	33 g Kohlenhydrate
4 g Eiweiß	3 BE
2 g Fett	

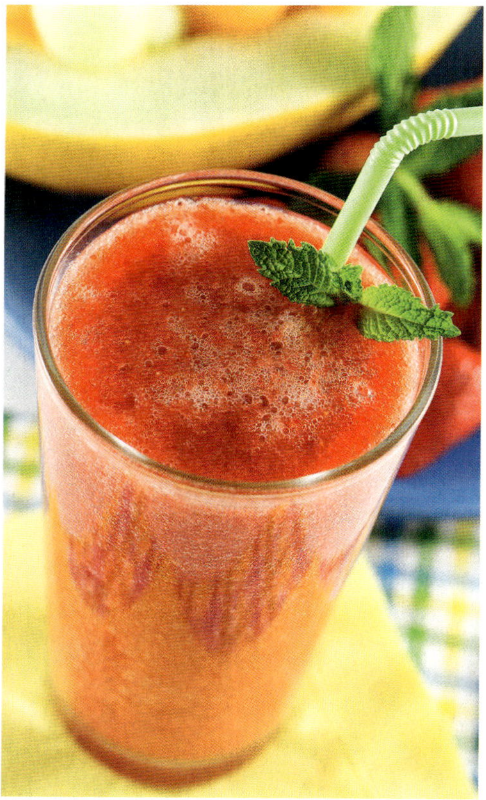

Zutaten für zwei Personen

200 g Erdbeeren

1 Banane

1 kleines Glas Orangensaft, ohne Zuckerzusatz (100 ml)

evtl. Eiswasser

2 gehäufte EL Haferflocken

Zubereitung

1 Die Erdbeeren vorsichtig waschen, verlesen und zusammen mit der geschälten Banane in einem Mixer fein pürieren. Den Orangensaft dazugießen und alles noch einmal kräftig durchmixen. Ist der Smoothie noch zu dickflüssig, können Sie noch etwas Eiswasser hinzufügen.

2 Zum Schluss die Haferflocken dazugeben und alles nochmals kurz pürieren.

TIPPS UND TRICKS

Beachten Sie, dass die Blutzuckersteigerung bei einem überwiegenden Kohlenhydratanteil aus Früchten sehr rasch ist. Genießen Sie den Drink daher am besten in Kombination mit einem ballaststoffreichen Frühstück.

Brombeer-Pfirsich-Shake

superfruchtig

Zubereitungszeit: 20 Minuten

Eine Portion enthält:

192 kcal/803 kJ	30 g Kohlenhydrate
9 g Eiweiß	3 BE
3 g Fett	

Zutaten für zwei Personen

120 g Brombeeren
1 TL Honig
2 Pfirsiche
2 EL Vollkorn-Schmelzflocken
2 kleine Gläser Buttermilch (200 ml)
1 EL Zitronensaft
1 Becher Naturjoghurt, 1,5 % Fett (150 ml)

Zubereitung

1 Die Brombeeren vorsichtig waschen, verlesen und mit einem Pürierstab fein zerkleinern. Falls Sie die Kerne als störend empfinden, sollten Sie die Brombeermasse durch ein feines Sieb streichen. Den Brombeermix dann mit Honig süßen und in zwei hohen Gläsern verteilen.

2 Die Pfirsiche waschen, halbieren, die Steine entfernen und das Fruchtfleisch grob würfeln. Zusammen mit den Flocken, der Buttermilch, dem Zitronensaft und dem Joghurt in ein hohes Gefäß geben und mit dem Pürierstab kräftig durchmixen.

3 Die Pfirsichmasse über die Brombeeren gießen und sofort servieren.

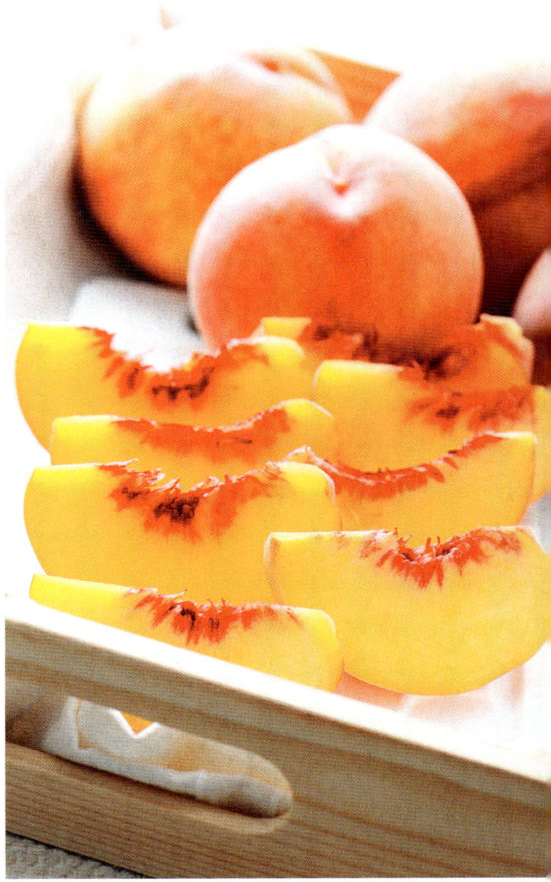

HERZHAFTE MITTAGESSEN

Schweinefilet-Nudel-Pfanne

sommerlich leicht

Zubereitungszeit: 15 Minuten
Garzeit: ca. 10 Minuten

Eine Portion enthält:

571 kcal/2385 kJ	66 g Kohlenhydrate
35 g Eiweiß	4,5 BE
18 g Fett	

Zutaten für zwei Personen

1 Stück Schweinefilet (ca. 120 g)
Salz, Pfeffer
2 Portionen Nudeln (ca. 170 g)
1 kleine Zwiebel
1 Knoblauchzehe
1 EL Olivenöl
2 Zucchini (ca. 450 g)
2 Schmelzkäseecken, 30 % Fett i. Tr. (60 g)
1 Zweig Basilikum

Zubereitung

1 Das Filet waschen, trockentupfen, in schmale Streifen schneiden und mit Salz und Pfeffer würzen.

2 Reichlich Salzwasser zum Kochen bringen und Nudeln darin nach Packungsanleitung al dente garen. Vom Nudelwasser 1–2 Schöpfkellen beiseitestellen.

3 Die Zucchini waschen, putzen und grob raspeln. Die Zwiebel und den Knoblauch schälen und fein würfen. Das Basilikum waschen, trocknen und in schmale Streifen schneiden.

4 Das Öl erhitzen und die Fleischstreifen rundherum darin anbraten und warmstellen. Im verbleibenden Bratfett die Zwiebel- und Knoblauchwürfel bräunen, die Zucchinirapseln zugeben und kurz mitdünsten. Dann den Schmelzkäse zugeben und verlaufen lassen. Das zurückgestellte Nudelwasser nach Bedarf zugeben und mit Salz und Pfeffer würzen.

5 Dann die Fleischstreifen, die abgetropften Nudeln und das Basilikum zugeben und die Nudelpfanne ggf. nochmals abschmecken.

TIPPS UND TRICKS

Als Gemüseeinlage eignen sich statt Zucchini ebenfalls Karotten, Kürbis oder Kohlrabi. Probieren Sie Ihre Lieblingsvariante und kombinieren Sie nach Herzenslust!

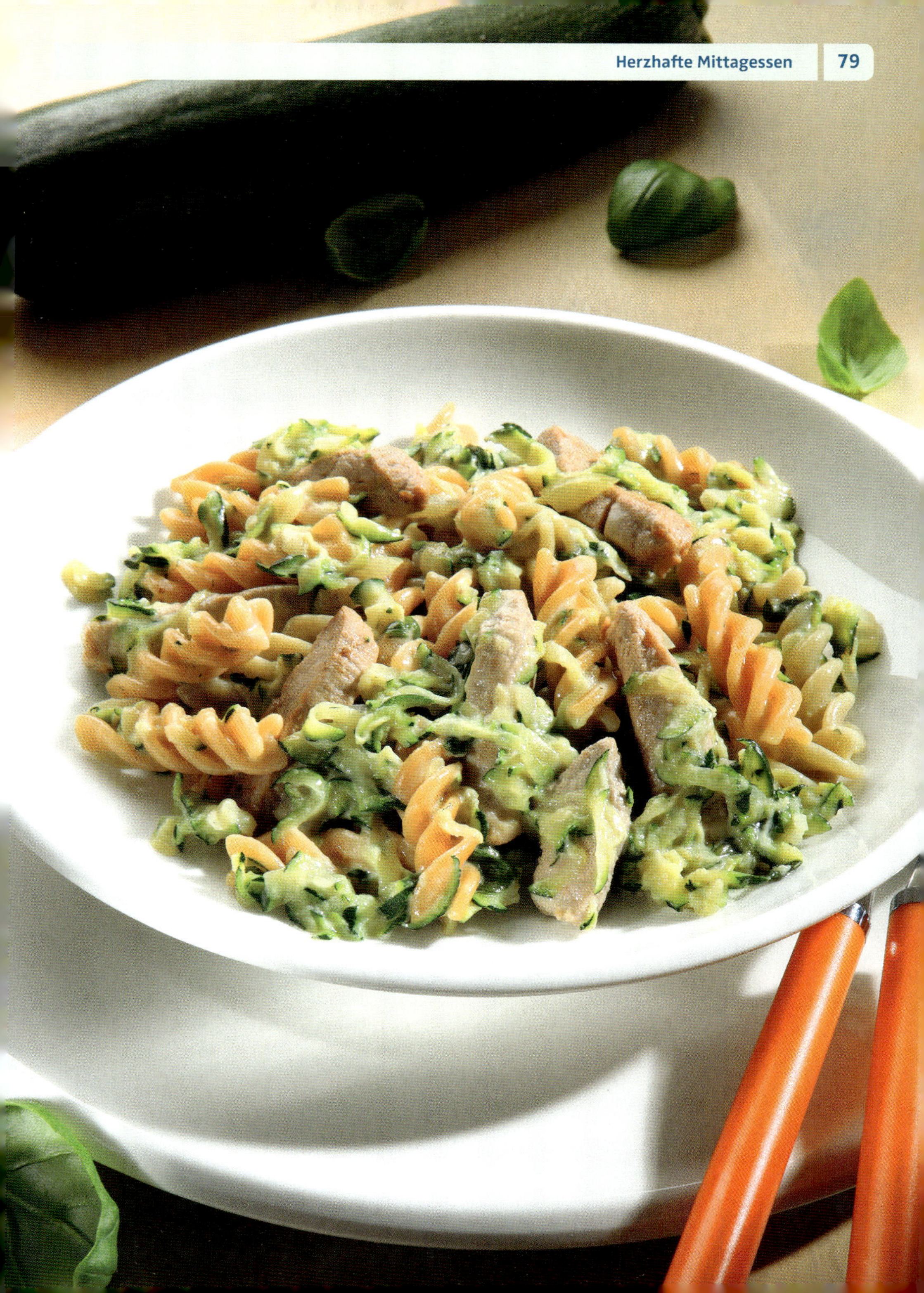

Sommergulasch

pikant

Zubereitungszeit: 20 Minuten
Garzeit: 2 Stunden 15 Minuten

Eine Portion enthält:

423 kcal/1768 kJ	17 g Kohlenhydrate
42 g Eiweiß	0 BE
16 g Fett	

Zutaten für zwei Personen

- 2 Zwiebeln
- 1 Knoblauchzehe
- 300 g gemischtes Gulasch
- 1 EL Rapsöl
- Salz, Pfeffer
- 1 EL Tomatenmark
- 1 EL Vollkornmehl
- 150 ml trockener Rotwein
- ½ kg reife Tomaten
- Cayennepfeffer
- 1 Prise Zucker

Zubereitung

1 Die Zwiebeln und den Knoblauch schälen und fein würfeln. Das Gulasch waschen und mit Küchenpapier trockentupfen. Das Öl in einem Bräter erhitzen und das Gulasch darin portionsweise bei starker Hitze scharf anbraten. Mit Salz und Pfeffer würzen. Zum Schluss die gewürfelten Zwiebeln und den Knoblauch mitbraten.

2 Das gesamte Fleisch wieder dazugeben, das Tomatenmark einrühren und alles kurz anschwitzen. Das Fleisch mit dem Mehl bestäuben und unter Rühren kurz anschwitzen. Den Wein und ¼ l Wasser zugießen und alles aufkochen lassen. Dann zugedeckt bei schwacher Hitze ca. 2 Stunden schmoren lassen. Bei Bedarf noch etwas Wasser angießen.

3 Die Tomaten waschen, halbieren, die Strünke entfernen und in grobe Würfel schneiden. Die Tomatenwürfel ca. 30 Minuten vor Ende der Garzeit unter das Fleisch rühren. Das Gulasch mit Salz, Pfeffer, Cayennepfeffer und Zucker kräftig abschmecken.

TIPPS UND TRICKS

Insulinpflichtige Diabetiker sollten beachten, dass dieses Rezept keine blutzuckersteigernden Kohlenhydrate liefert. Essen Sie zum Gulasch eine blutzuckersteigernde Beilage, z. B. einen frisch gekochten Kartoffelbrei oder Nudeln.

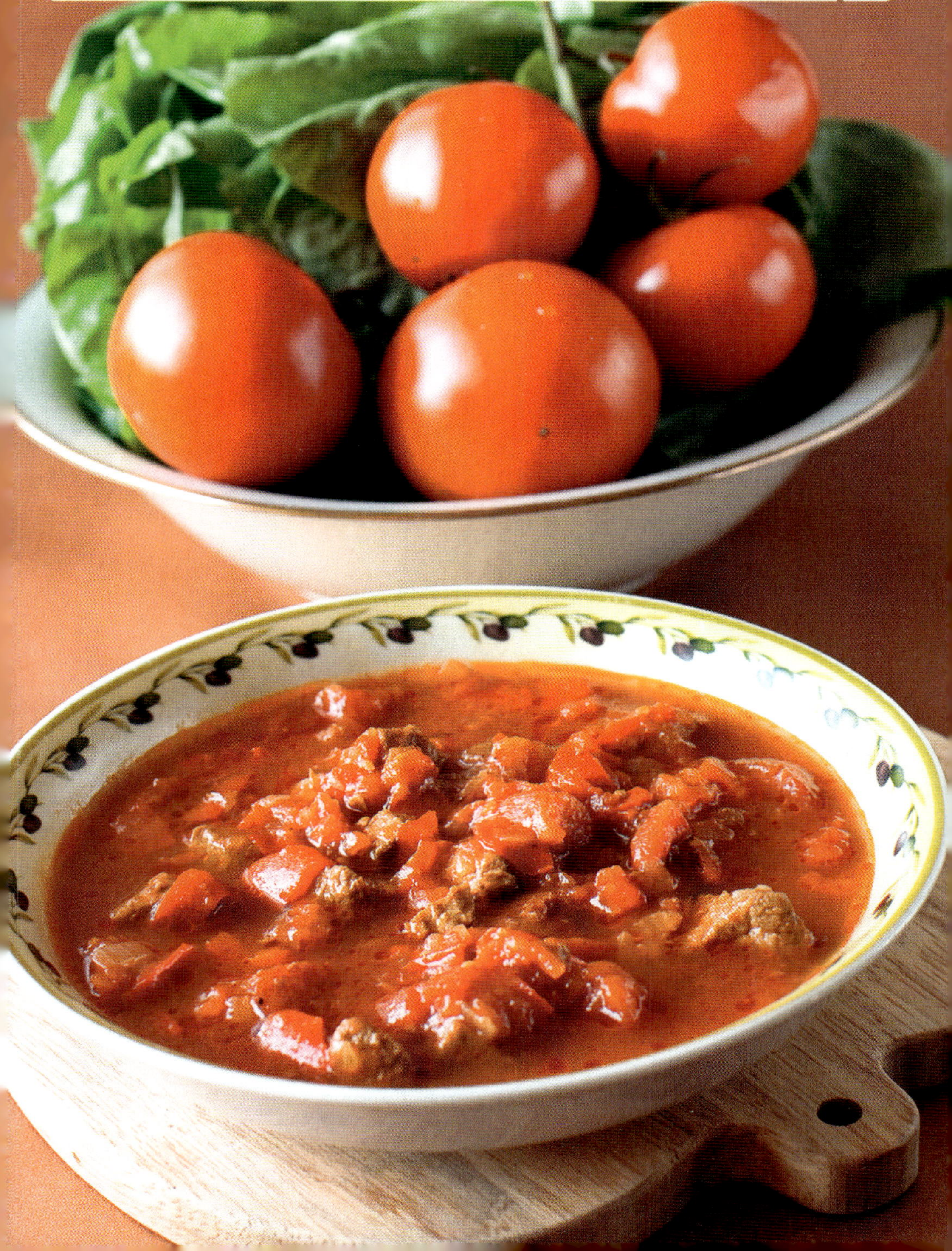

Zitronen-Putenschnitzel mit Rosmarinkartoffeln

mediterran und schnell zubereitet

Zubereitungszeit: 20 Minuten
Garzeit: ca. 20 Minuten

Eine Portion enthält:

365 kcal/1526 kJ	30 g Kohlenhydrate
29 g Eiweiß	~3 BE
13 g Fett	

Zutaten für zwei Personen

Rosmarinkartoffeln

8 mittelgroße Kartoffeln (ca. 400 g)
1 TL Olivenöl
1 Zweig Rosmarin

Zitronen-Putenschnitzel

2 dünne Putenschnitzel (à ca. 100 g)
1 Knoblauchzehe
1 EL Olivenöl
1 Bio-Zitrone
1 Zweig Rosmarin
Salz, Pfeffer
1 EL geriebener Parmesan

Zubereitung

1 Die Kartoffeln gründlich waschen, trocknen und garen.

2 Die Schnitzel leicht flach drücken und halbieren. Den Knoblauch schälen und vierteln. Das Öl in einer beschichteten Pfanne erhitzen, den Knoblauch hinzufügen, goldgelb anbraten und herausnehmen.

3 Die Schnitzel in die Pfanne geben und von jeder Seite 2 Minuten bei starker Hitze anbraten.

4 Den Backofengrill auf 200 °C vorheizen. Die Zitrone heiß waschen, halbieren und eine Hälfte in schmale Scheiben schneiden. Die andere Hälfte auspressen. Die Zitronenscheiben in eine feuerfeste Form geben.

5 Den Rosmarinzweig waschen, trocknen und in Stücke schneiden. Rosmarinstücke über den Zitronenscheiben verteilen, die Schnitzel darauf legen und mit Zitronensaft beträufeln, salzen und pfeffern und mit Parmesan bestreuen.

6 Im Backofen ca. 4 Minuten grillen, bis der Käse geschmolzen und die Oberfläche goldgelb ist.

7 Den zweiten Rosmarinzweig für die Kartoffeln waschen, trocknen und die Nadeln abzupfen. Das Öl in einer beschichteten Pfanne erhitzen und die halbierten Kartoffeln mit den Rosmarinnadeln darin knusprig anbraten. Mit Salz und Pfeffer würzen und zu den Zitronenschnitzeln servieren.

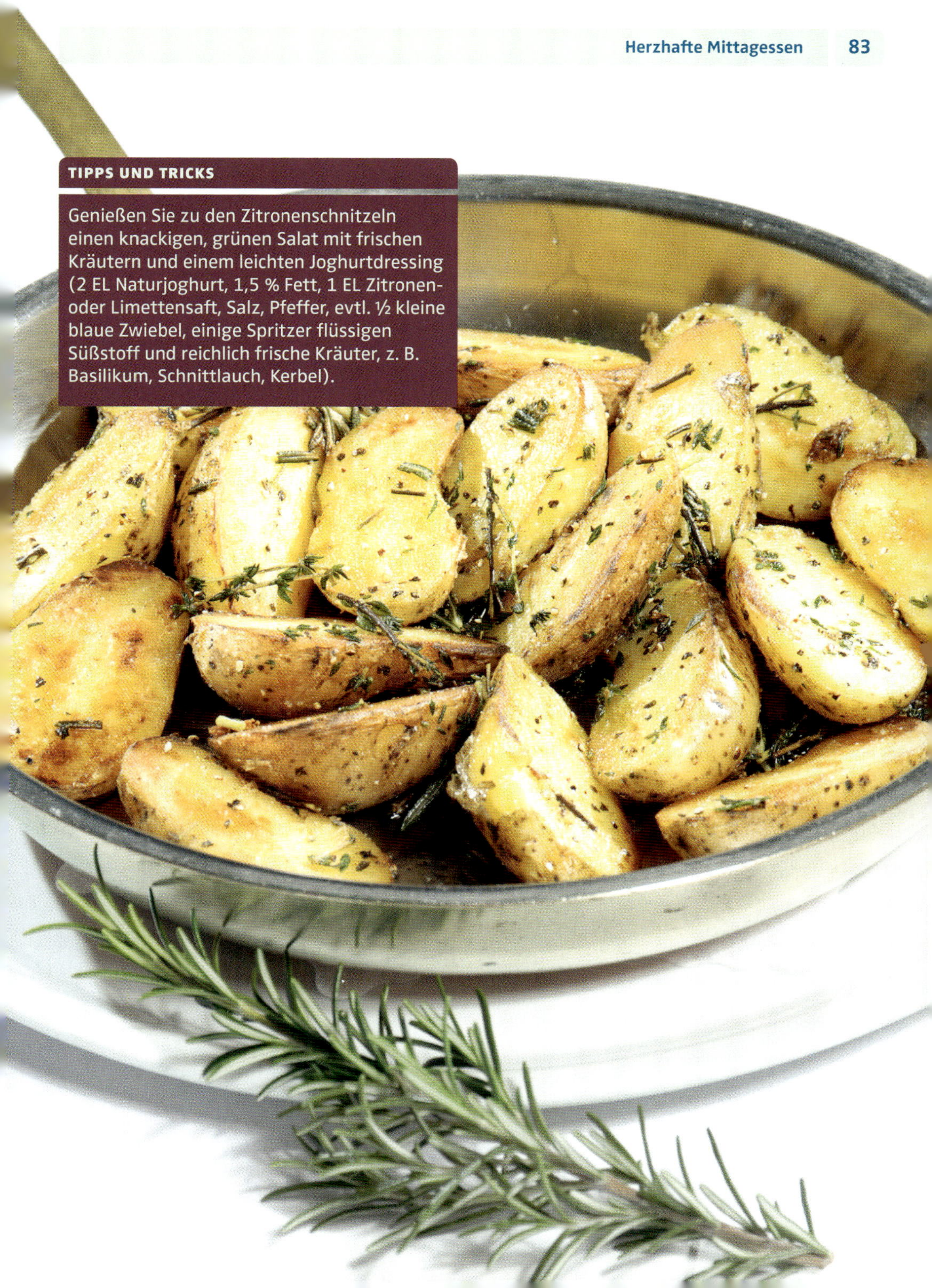

TIPPS UND TRICKS

Genießen Sie zu den Zitronenschnitzeln einen knackigen, grünen Salat mit frischen Kräutern und einem leichten Joghurtdressing (2 EL Naturjoghurt, 1,5 % Fett, 1 EL Zitronen- oder Limettensaft, Salz, Pfeffer, evtl. ½ kleine blaue Zwiebel, einige Spritzer flüssigen Süßstoff und reichlich frische Kräuter, z. B. Basilikum, Schnittlauch, Kerbel).

Kabeljau mit gebratenem Spitzkohl

raffiniert

Zubereitungszeit: 15 Minuten
Garzeit: ca. 15 Minuten

Eine Portion enthält:

323 kcal/1350 kJ	9 g Kohlenhydrate
36 g Eiweiß	0 BE
12 g Fett	

Zutaten für zwei Personen

- 400 g Spitzkohl
- 2 Kabeljaufilets (ca. 300 g)
- 1 EL Zitronensaft
- 1 EL Rapsöl
- 1 kleines Glas Weißwein
- 1 kleines Glas Fischfond
- ½ kleines Glas Kondensmilch, 4 % Fett
- 1 TL Senf
- Salz, Pfeffer
- Curry

Zubereitung

1 Den Spitzkohl waschen, den Strunk entfernen und den Kohl in schmale Streifen schneiden.

2 Die Fischfilets waschen, mit Küchenpapier trocken tupfen und mit dem Zitronensaft beträufeln.

3 Das Öl erhitzen und den Kohl darin ca. 5 Minuten anbraten. Wein, Fond und Kondensmilch mit Senf und Gewürzen vermengen und zum Kohl gießen, alles einmal aufkochen lassen.

4 Die Fischfilets salzen und auf den Kohl legen, den Topfdeckel auflegen und den Fisch ca. 10 Minuten bei mittlerer Hitze auf dem Kohlbett gar ziehen lassen.

TIPPS UND TRICKS

Insulinpflichtige Diabetiker sollten beachten, dass dieses Rezept keine blutzuckersteigernden Kohlenhydrate liefert. Essen Sie zum Kabeljau eine blutzuckersteigernde Beilage, z. B. einen leckeren Kräuterreis.

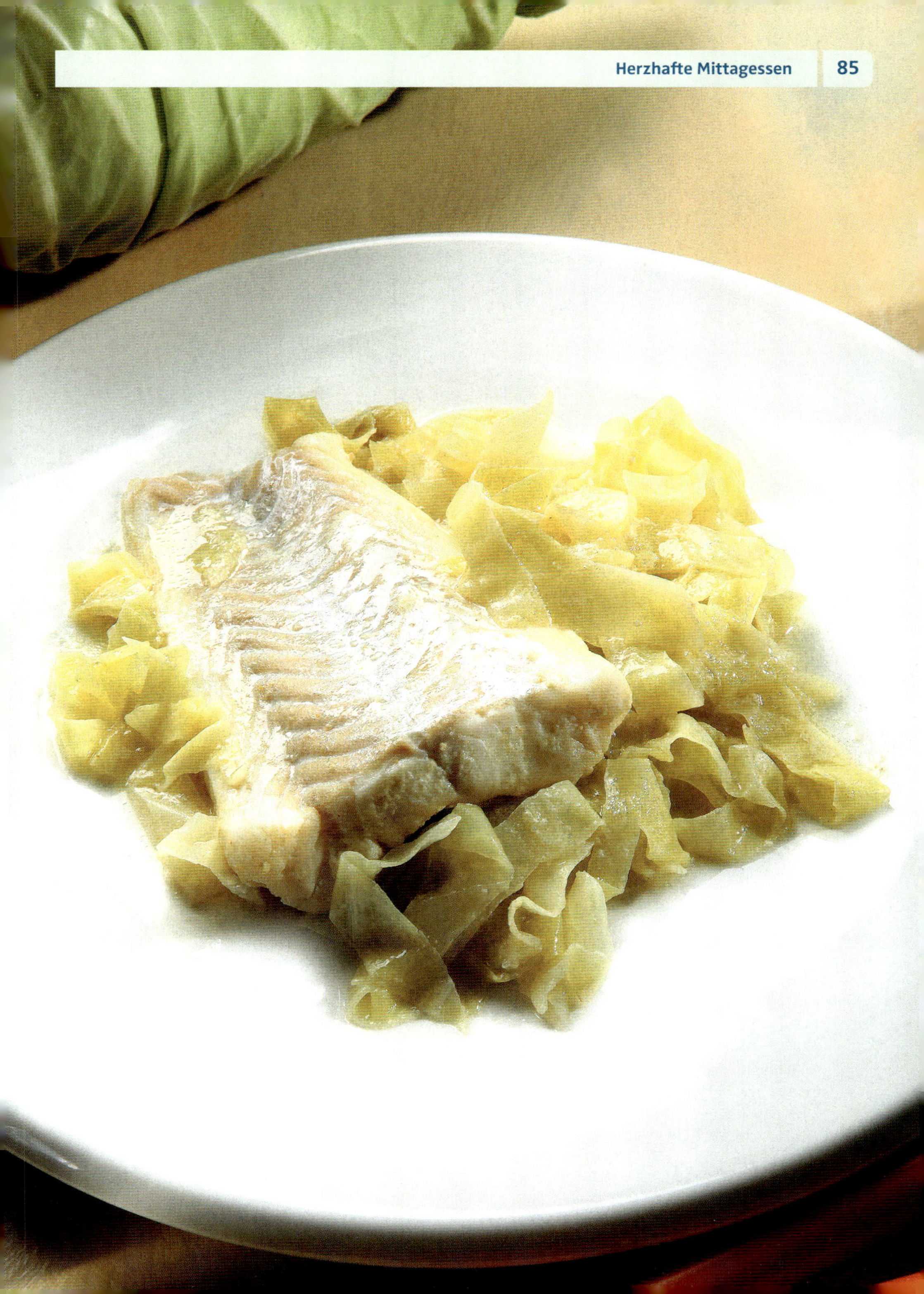

Gedünsteter Lachs asiatisch

schnell zubereitet

Zubereitungszeit: 15 Minuten
Garzeit: ca. 6 Minuten

Eine Portion enthält:

385 kcal/1609 kJ	14 g Kohlenhydrate
33 g Eiweiß	~1 BE
21 g Fett	

Zutaten für zwei Personen

1 Stück Ingwer (ca. 20 g)
4 Frühlingszwiebeln
4 EL Sojasoße
4 EL Zitronensaft
1 EL Sherry
1 EL Akazienhonig
Salz, Pfeffer
2 Lachsfilets (ca. 300 g)

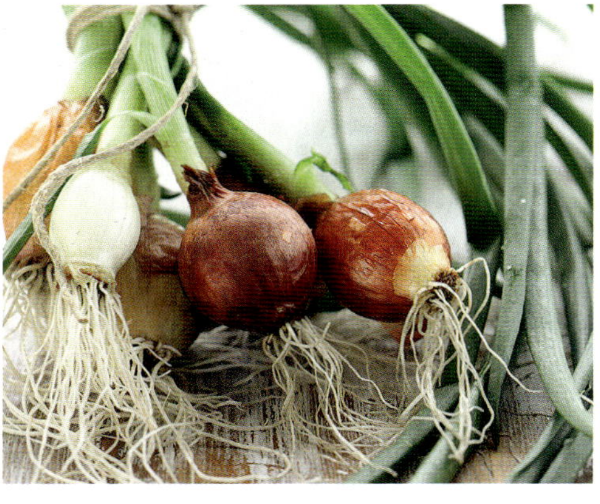

Zubereitung

1 Den Ingwer schälen und in sehr feine Scheiben schneiden. Die Frühlingszwiebeln waschen, putzen und schräg in Scheiben schneiden.

2 Die Sojasoße, den Zitronensaft, den Sherry und Honig miteinander zu einer Soße verrühren und mit Salz und Pfeffer würzen.

3 Die Lachsfilets waschen, trocknen und etwas salzen.

4 Die Soße in einer beschichteten Pfanne zum Kochen bringen. Ingwer, Frühlingszwiebeln und Lachs dazugeben, den Topf mit dem Deckel verschließen und das Gemüse und den Fisch in ca. 4 bis 6 Minuten bei mittlerer Hitze garen.

TIPPS UND TRICKS

Insulinpflichtige Diabetiker sollten beachten, dass dieses Rezept nur wenig blutzuckersteigernde Kohlenhydrate liefert. Essen Sie zum Lachs eine blutzuckersteigernde Beilage, z. B. einen aromatischen Safran-Basmati-Reis.

Orientalisches Gemüsegulasch

preiswert und delikat

Zubereitungszeit: 30 Minuten
Garzeit: ca. 30 Minuten

Eine Portion enthält:

362 kcal/1513 kJ	49 g Kohlenhydrate
12 g Eiweiß	~3 BE
13 g Fett	

Zutaten für zwei Personen

100 g Austernpilze
2 kleine Zwiebeln
1 Knoblauchzehe
1 rote Paprikaschote
1 Zucchini (ca. 200 g)
6 mittelgroße Kartoffeln (ca. 300 g)
1 EL Rapsöl
1 EL Rosinen
Salz, Pfeffer
Curry
Paprika
1 EL Tomatenmark
400 ml Gemüsebrühe (Instant)
2 leicht geh. EL saure Sahne, 10 % Fett

Zubereitung

1 Die Pilze putzen und halbieren. Zwiebeln und Knoblauch schälen und fein hacken. Paprika, Zucchini und Kartoffeln waschen – Paprika und Zucchini putzen und in mundgerechte Stücke schneiden. Die Kartoffeln schälen und ebenfalls in mundgerechte Stücke schneiden.

2 Das Öl in einem großen Topf erhitzen, die Kartoffeln darin kräftig anbraten. Pilze, Zwiebeln und Knoblauch dazugeben und ebenfalls anbraten. Zum Schluss das Gemüse und die Rosinen mitdünsten. Das Gemüse mit den Gewürzen kräftig abschmecken, das Tomatenmark einrühren und kurz anschwitzen. Alles mit Gemüsebrühe ablöschen, aufkochen und zugedeckt ca. 20 Minuten schmoren lassen.

3 Das Gemüsegulasch mit saurer Sahne servieren.

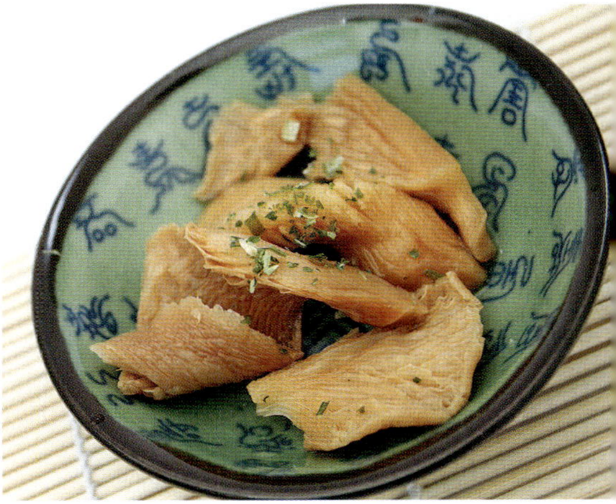

Blumenkohl mit Spinat-Gorgonzolasoße

gelingt leicht

Zubereitungszeit: 15 Minuten
Garzeit: ca. 25 Minuten

Eine Portion enthält:

219 kcal/915 kJ	13 g Kohlenhydrate
15 g Eiweiß	~0,5 BE
11 g Fett	

Zutaten für zwei Personen

- 1 kleiner Kopf Blumenkohl (ca. 500 g)
- Salz
- 1 kleine Zwiebel
- 1 Knoblauchzehe
- 1 TL Olivenöl
- 200 g Blattspinat, tiefgekühlt
- 1 TL Vollkornmehl
- ⅛ l Milch, 1,5 % Fett
- 1 Stück Gorgonzola (ca. 40 g)
- Pfeffer

Zubereitung

1 Den Blumenkohl putzen, in mundgerechte Röschen zerteilen und 10 Minuten in Salzwasser einlegen, um etwaiges Ungeziefer aus den Röschen zu lösen. Das Wasser abgießen und den Kohl in frischem Salzwasser ca. 10 bis 15 Minuten bissfest garen.

2 Die Zwiebel und den Knoblauch schälen und in feine Würfel schneiden. Das Öl erhitzen und die Hälfte der Zwiebeln und den Knoblauch darin goldgelb andünsten, mit Mehl bestäuben und kurz mitgaren. Den tiefgefrorenen Spinat und etwas Wasser zugeben, in ca. 10 Minuten bei mittlerer Hitze auftauen lassen.

3 Die Milch und den Gorgonzola zum Spinat geben, gut vermengen und den Käse schmelzen lassen. Spinatsoße mit Salz und Pfeffer abschmecken und über den gegarten Blumenkohl gießen.

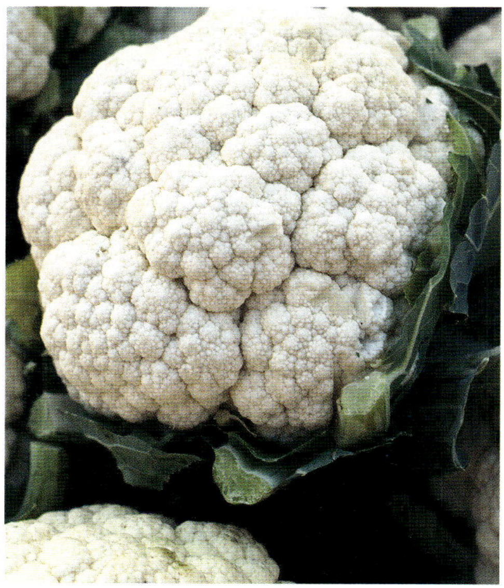

Pfannkuchen mit Champignonfüllung

herzhaft

Zubereitungszeit: 20 Minuten
Garzeit: ca. 15 Minuten
Quellzeit: 10 Minuten

Eine Portion enthält:

515 kcal/2153 kJ	47 g Kohlenhydrate
29 g Eiweiß	~4 BE
23 g Fett	

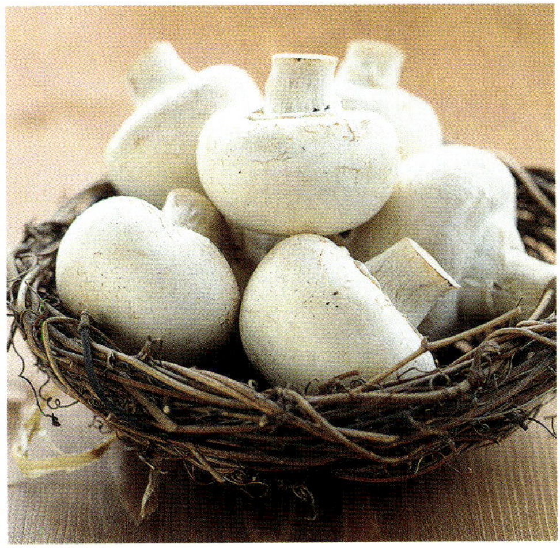

Zutaten für zwei Personen

Pfannkuchen

2 gehäufte EL Vollkornmehl
4 gehäufte EL Weizenmehl, Typ 550
1 kleines Glas Milch, 1,5 % Fett (100 ml)
2 Eier
Salz
3 TL Rapsöl

Champignonfüllung

300 g Champignon
1 kleine Zwiebel
1 Knoblauchzehe
1 TL Rapsöl
Salz, Pfeffer
2 Schmelzkäseecken, 30 % Fett i. Tr.

Zubereitung

1 Beide Mehlsorten in eine Schüssel sieben, Milch, Eier und Salz zugeben und mit den Schneebesen des Handrührgeräts zu einem dickflüssigen Teig verrühren. Den Teig 10 Minuten quellen lassen.

2 Die Champignons mit einem Küchentuch vorsichtig säubern, putzen und in schmale Scheiben schneiden. Zwiebel und Knoblauchzehe schälen und in kleine Würfel schneiden.

3 Einen Teelöffel Öl erhitzen, die Zwiebel- und Knoblauchwürfel darin anbraten, die Champignons zugeben und kurz anbraten, bis die Pilze anfangen, Flüssigkeit zu ziehen. Den Schmelzkäse zugeben und mit Salz und Pfeffer würzen.

4 In einer beschichteten Pfanne etwas Öl erhitzen und einen dünnen Pfannkuchen backen. Das restliche Öl und den restlichen Teig zu drei weiteren Pfannkuchen verarbeiten. Die fertigen Pfannkuchen mit der Pilzmasse füllen und gleich servieren.

Gemischte Spaghetti mit kalter Tomatensoße

preiswert und lecker

Zubereitungszeit: 15 Minuten
Garzeit: ca. 8 Minuten

Eine Portion enthält:

452 kcal/1889 kJ	58 g Kohlenhydrate
18 g Eiweiß	~5 BE
16 g Fett	

Zutaten für zwei Personen

- 100 g Hartweizen-Spaghetti
- 50 g Vollkorn-Spaghetti
- 1 kleine blaue Zwiebel
- 1 Knoblauchzehe
- 250 g Cocktailtomaten
- ½ Bund Basilikum
- 1 Stück Parmesan, 30 % Fett i. Tr. (ca. 40 g)
- Salz, Pfeffer
- 1 EL Olivenöl

Zubereitung

1 Beide Sorten Spaghetti in reichlich kochendem Salzwasser nach Packungsanleitung al dente kochen.

2 Die Zwiebel und die Knoblauchzehe schälen und fein hacken. Die Tomaten waschen, halbieren und vierteln. Das Basilikum waschen, trocknen und in schmale Streifen schneiden.

3 Den Parmesan auf einem Hobel zu feinen Spänen reiben.

4 Die vorbereiteten Zutaten mit Öl, Salz und Pfeffer vermischen. Etwas Nudelwasser abschöpfen, die gekochten Spaghetti abgießen und sofort mit der Soße und dem Nudelwasser vermischen und servieren.

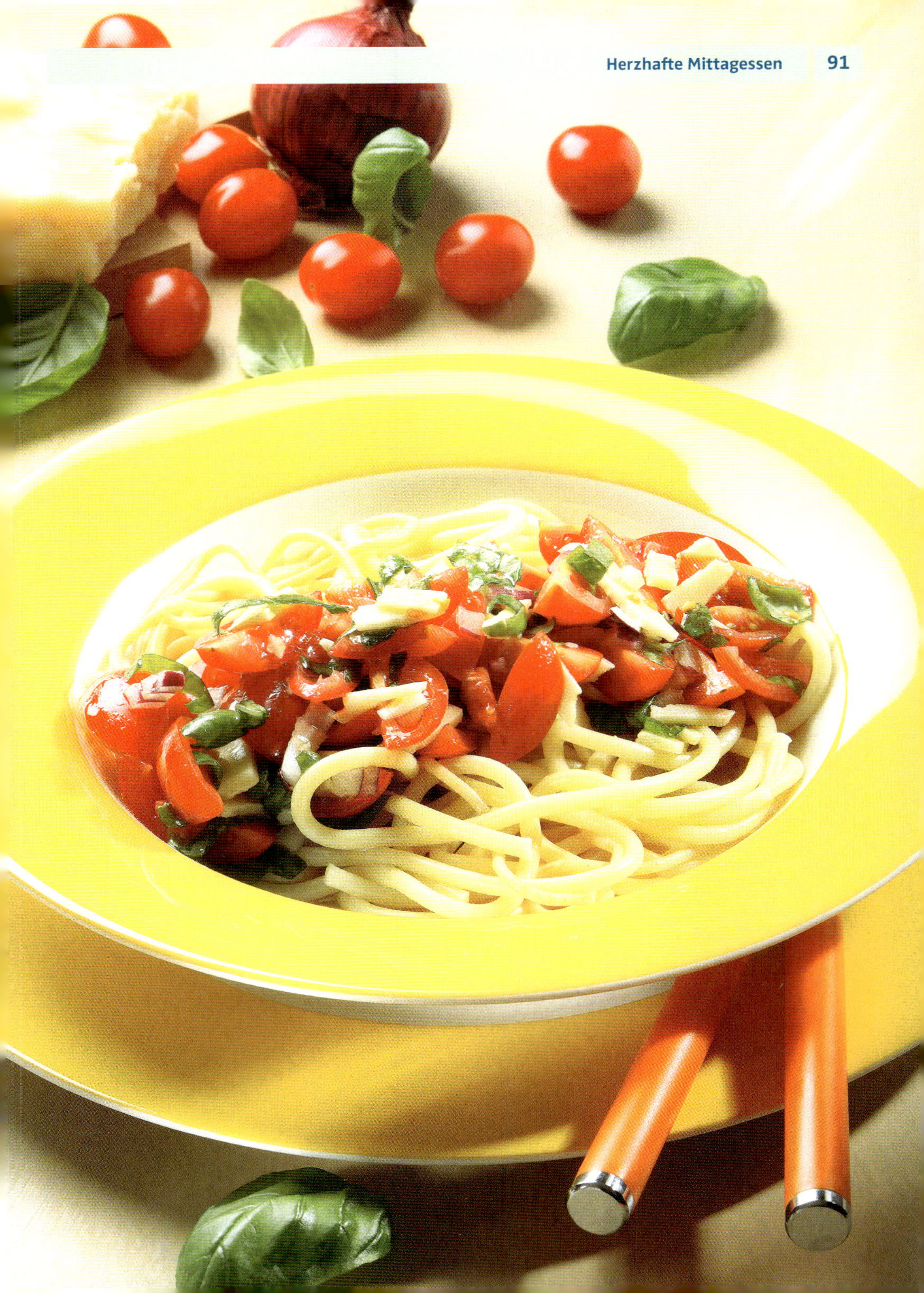

Käsespätzle

deftig und preiswert

Zubereitungszeit: 20 Minuten
Ruhezeit: 10 Minuten
Garzeit: ca. 30 Minuten

Eine Portion enthält:

499 kcal/2086 kJ	56 g Kohlenhydrate
35 g Eiweiß	~5 BE
13 g Fett	

Zutaten für zwei Personen

- 150 g Weizenmehl, Typ 550
- 2 Eier
- Salz
- 50 ml Wasser
- 1 Stück Edamer, 30 % Fett i. Tr. (ca. 100 g)
- 2 Zwiebeln
- 2 TL Rapsöl

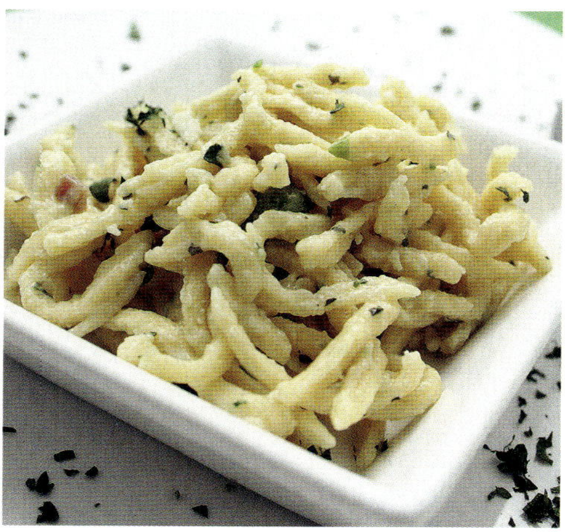

Zubereitung

1 Das Mehl, die Eier, das Wasser und ½ Teelöffel Salz mit den Rührhaken des Handrührgeräts zu einem glatten Teig verarbeiten, bis dieser Blasen wirft und zähflüssig wird. Den Spätzleteig ca. 10 Minuten ruhen lassen.

2 Den Käse fein reiben, die Zwiebeln schälen, halbieren und in schmale Scheiben schneiden. Das Öl in einer beschichteten Pfanne erhitzen und Zwiebel darin goldbraun anrösten.

3 Reichlich Salzwasser zum Kochen bringen und den Spätzleteig durch einen Spätzlehobel portionsweise in das kochende Wasser pressen. Die Spätzle portionsweise jeweils kurz aufkochen lassen, bis sie an der Wasseroberfläche schwimmen. Dann mit einer Schaumkelle herausschöpfen und mit kaltem Wasser abschrecken.

4 Den Backofen auf 200 °C (Ober- und Unterhitze) vorheizen.

5 Die gekochten Spätzle mit den Zwiebelringen und dem geriebenen Käse in eine feuerfeste Auflaufform füllen und im Ofen ca. 10 bis 20 Minuten backen.

Rotes Risotto mit Mozzarella

raffiniert italienisch

Zubereitungszeit: 15 Minuten
Garzeit: ca. 30 Minuten

Eine Portion enthält:

565 kcal/2362 kJ	67 g Kohlenhydrate
23 g Eiweiß	~6 BE
22 g Fett	

Zutaten für zwei Personen

- 2 kleine Zwiebeln
- 1 Knoblauchzehe
- ½ l Gemüsebrühe (Instant)
- 150 g Risottoreis
- 1 EL Olivenöl
- 1 EL Tomatenmark
- 1 Kugel Mozzarella
- 50 g Rucola
- Salz, Pfeffer

Zubereitung

1 Die Zwiebeln und den Knoblauch schälen und in feine Würfel schneiden. Den Gemüsefond aufkochen lassen.

2 Das Öl erhitzen und die Zwiebel- und Knoblauchwürfel darin goldgelb andünsten, den Risottoreis und das Tomatenmark zugeben und kurz mitbraten. Etwas Gemüsebrühe angießen und den Reis köcheln lassen. Nach und nach weiter mit der Gemüsebrühe ablöschen, bis der Reis gar ist.

3 Den Mozzarella in Würfel schneiden, den Rucola waschen und in mundgerechte Stücke schneiden.

4 Das Risotto mit Salz und Pfeffer würzen, den gewürfelten Mozzarella unterheben und Rucola über das Risotto streuen.

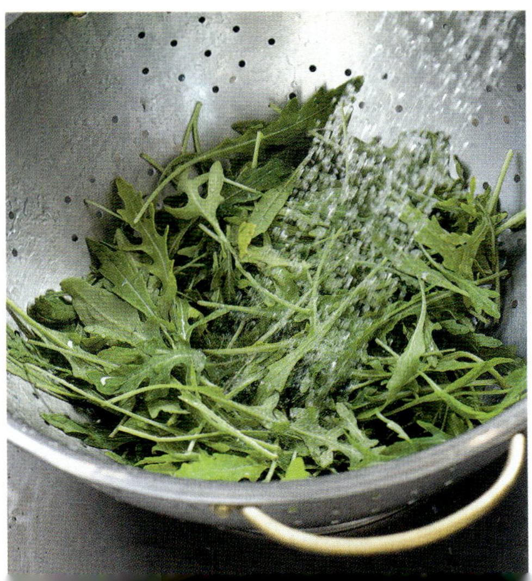

Gebackene Süßkartoffelnocken

exotisch

Zubereitungszeit: 20 Minuten
Garzeit: ca. 30 Minuten

Eine Portion enthält:

510 kcal/2132 kJ	70 g Kohlenhydrate
18 g Eiweiß	~7 BE
17 g Fett	

Zutaten für zwei Personen

- 350 g Süßkartoffeln
- 1 kleines Stück Parmesan (ca. 30 g)
- 125 g Mehl, Typ 550
- 1 Ei
- Salz, Pfeffer
- 1 EL Rapsöl

Zubereitung

1 Die Süßkartoffeln waschen und zugedeckt ca. 20 Minuten kochen lassen. Den Parmesankäse fein reiben.

2 Die Süßkartoffeln abgießen, kalt abschrecken und schälen. Noch heiß durch eine Kartoffelpresse drücken und einige Minuten abkühlen lassen.

3 Den Käse, ½ Teelöffel Salz, Mehl und Ei zu den durchgedrückten Kartoffeln geben und zu einem geschmeidigem Teig verkneten. (Ist die Masse zu weich, kann esslöffelweise Mehl untergeknetet werden. Das muss dann allerdings zu der angegebenen BE-Menge dazugerechnet werden!)

4 Reichlich Salzwasser in einem weiten Topf zum Kochen bringen. Aus der Kartoffelmasse mit Hilfe von zwei Esslöffeln Nocken formen. Dabei den Löffel ab und zu in kaltes Wasser tauchen, damit sich die Nocken besser lösen. Nocken bei schwacher Hitze im siedenden Salzwasser 6–8 Minuten gar ziehen lassen. Mit einer Schaumkelle herausheben und abtropfen lassen.

5 Das Öl in einer großen beschichteten Pfanne erhitzen und die Nocken darin unter Wenden 2 bis 3 Minuten goldbraun anbraten. Mit Salz und Pfeffer würzen und gleich servieren.

TIPPS UND TRICKS

Genießen Sie zu den Kartoffelnnocken einen frischen Zitronendip aus ½ Packung Magerquark, ½ abgeriebenen und ausgepressten Biozitrone, Salz, Pfeffer und etwas frischen Kräutern.

Woknudeln mit Broccoli und Rindfleisch

gelingt leicht

Zubereitungszeit: 25 Minuten
Marinierzeit: ca. 10 Minuten
Garzeit: 5–10 Minuten

Eine Portion enthält:

483 kcal /2019 kJ	44 g Kohlenhydrate
42 g Eiweiß	~3 BE
15 g Fett	

Zutaten für zwei Personen

200 g mageres Rindfleisch
2 EL Sojasoße
1 TL Speisestärke
2 kleine, blaue Zwiebeln
1 Knoblauchzehe
1 Stück Ingwer
300 g Broccoli, tiefgekühlt
2 TL Sesamöl
2 TL Sojaöl
2 TL Honig
100 ml Gemüsebrühe (Instant)
80 g Woknudeln
Pfeffer
Cayennepfeffer
Curry
Zimt

Zubereitung

1 Das Rindfleisch in schmale Streifen schneiden, 1 Teelöffel Sojasoße mit der Stärke glattrühren. Die Fleischstreifen darin 10 Minuten marinieren.

2 Die Zwiebeln, den Knoblauch und den Ingwer schälen. Zwiebeln in halbe Ringe schneiden und Knoblauch und Ingwer fein hacken. Den Knoblauch und den Ingwer zum Fleisch geben.

3 Den Broccoli in kleine Röschen zerteilen.

4 Die Hälfte des Öls in einem Wok oder einer großen beschichteten Pfanne erhitzen. Die Fleischstreifen etwas abtropfen lassen und im heißen Öl rundherum 1 Minute scharf anbraten, dann herausnehmen und warmstellen. Das restliche Öl zugeben und Broccoli und Zwiebeln darin anbraten.

5 Die Marinade, den Honig, die restliche Sojasoße und die Gemüsebrühe zum Gemüse geben und die Woknudeln dazugeben. Unter Rühren bei mittlerer Hitze köcheln lassen, bis die Nudeln die Soße aufgenommen haben. Das Fleisch hinzufügen, alles kräftig mit den Gewürzen abschmecken und sofort servieren.

Paprikakartoffeln aus dem Backofen

gelingt leicht

Zubereitungszeit: 10 Minuten
Garzeit: ca. 40 Minuten

Eine Portion enthält:

246 kcal/1028 kJ	37 g Kohlenhydrate
5 g Eiweiß	~4 BE
8 g Fett	

Zutaten für zwei Personen

4 große Kartoffeln (ca. 500 g)
Salz, Pfeffer
1 EL Olivenöl
1 EL Paprikagewürz, edelsüß

Zubereitung

1 Die Kartoffeln waschen und in Salzwasser ca. 20 Minuten lang gar kochen. Kartoffeln pellen, etwas abkühlen lassen und in ca. 2 cm große Würfel schneiden.

2 Den Backofen auf 200 °C (Ober- und Unterhitze) vorheizen.

3 Die Kartoffelwürfel in eine Schüssel geben und mit Öl, Pfeffer, Salz und Paprika vermischen. Die Kartoffelwürfel auf einem Backblech verteilen und im heißen Ofen ca. 15 bis 20 Minuten backen, dabei mehrmals vorsichtig wenden.

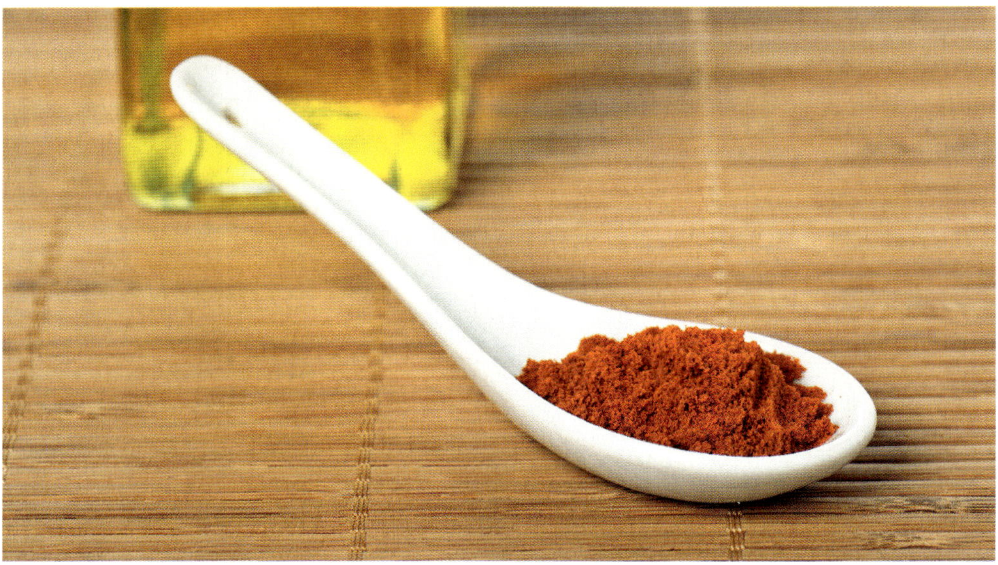

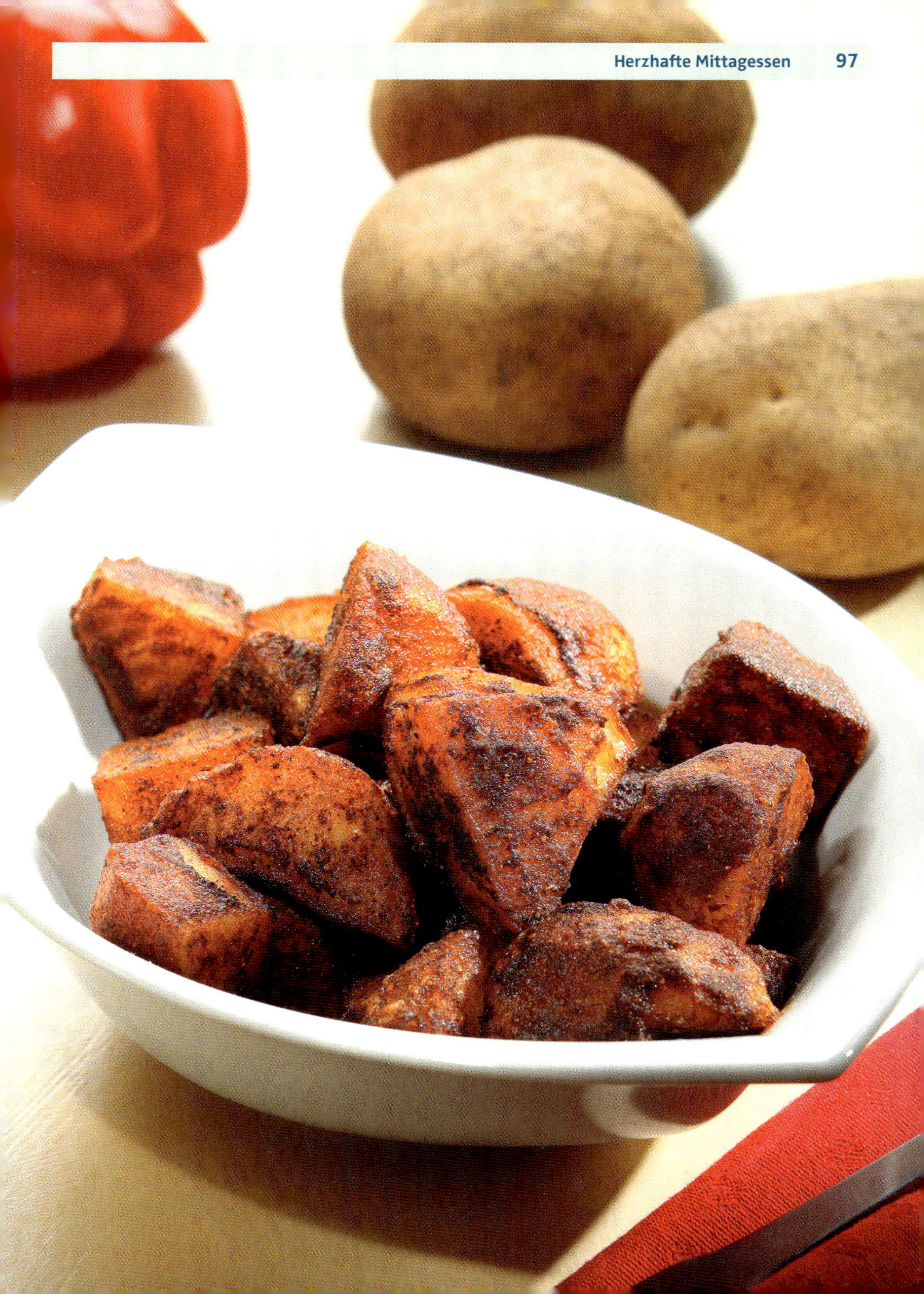

KÖSTLICHE ZWISCHENMAHLZEITEN

Baguette „India"

exotisch

Zubereitungszeit: 10 Minuten
Backzeit: 10 Minuten

Eine Portion enthält:

216 kcal/903 kJ	30 g Kohlenhydrate
14 g Eiweiß	~3 BE
4 g Fett	

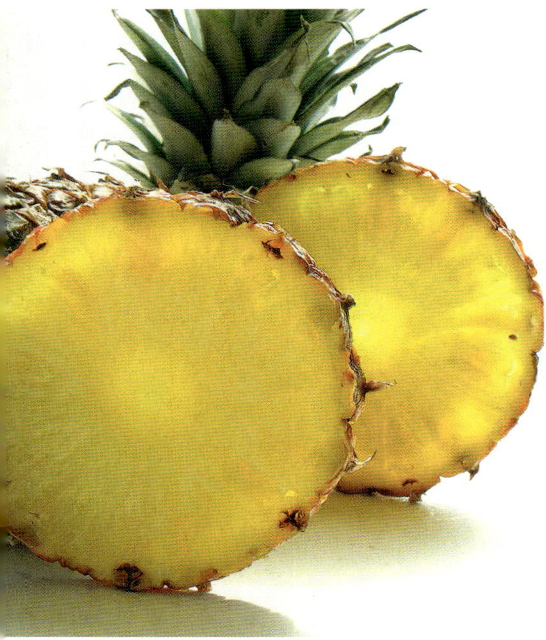

Zutaten für zwei Personen

2 Stücke Vollkornbaguette (à ca. 60 g)
2 TL Frischkäse, fettreduziert
½ TL Curry
1 Scheibe Ananas aus der Dose, ungezuckert (ca. 50 g)
2 Scheiben Putenbrust
2 Blätter Eisbergsalat
1 Tomate

Zubereitung

1 Die Vollkornbaguettes nach Belieben im Backofen (Ober- und Unterhitze, 180 °C) kurz aufbacken. Etwas abkühlen lassen und quer halbieren.

2 Den Frischkäse mit dem Currypulver glatt rühren, die Ananasscheibe abtropfen lassen, in kleine Stücke schneiden und unter den Frischkäse rühren.

3 Zwei Baguettehälften mit Frischkäse bestreichen und mit Putenbrust belegen. Eisbergsalat waschen, evtl. putzen und auf die Putenbrust legen.

4 Die Tomate waschen, halbieren, den Strunk entfernen und die Tomatenhälften in schmale Scheiben schneiden. Tomatenscheiben auf den Eisbergsalat legen und die übrigen Baguettehälften auflegen.

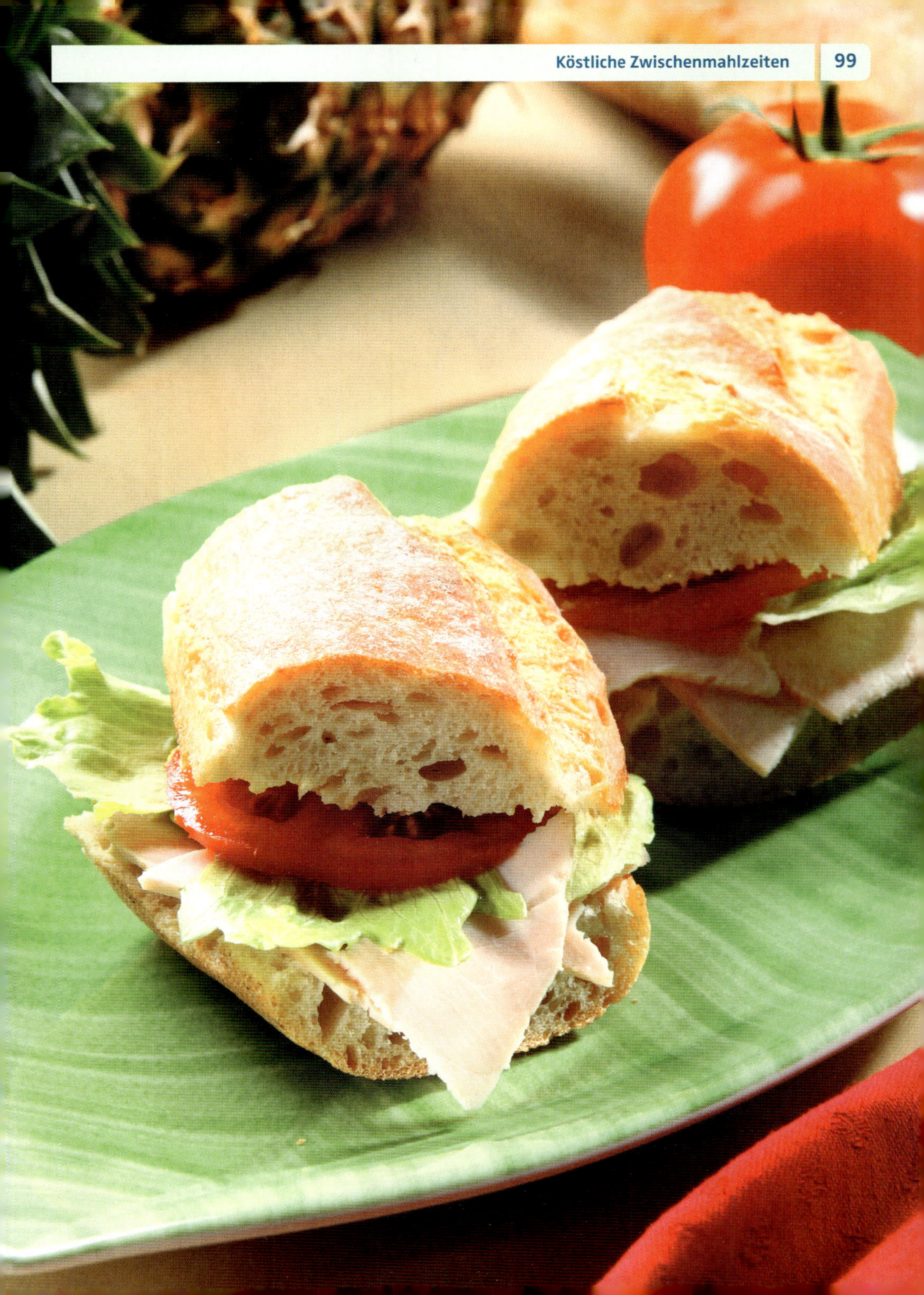

Raspelbaguette

knackig und vitaminreich

Zubereitungszeit: 20 Minuten
Backzeit: 10 Minuten

Eine Portion enthält:

157 kcal/656 kJ	28 g Kohlenhydrate
8 g Eiweiß	~2 BE
1 g Fett	

Zutaten für zwei Personen

- 2 Stücke Vollkornbaguette (à ca. 60 g)
- 2 EL Magerquark
- Kohlensäurehaltiges Mineralwasser
- ½ Bund Schnittlauch
- Salz, Pfeffer
- 1 Stück Weißkohl (ca. 100 g)
- 2 kleine Karotten (ca. 100 g)
- 4 Radieschen
- 2 Frühlingszwiebeln

Zubereitung

1 Die Vollkornbaguettes nach Belieben im Backofen (Ober- und Unterhitze, 180 °C) kurz aufbacken. Etwas abkühlen lassen und quer halbieren.

2 Den Quark und etwas kohlensäurehaltiges Mineralwasser mit einem Schneebesen glatt rühren. Den Schnittlauch waschen, trocknen und in schmale Röllchen schneiden. Schnittlauch mit Salz und Pfeffer unter den Quark rühren.

3 Das Gemüse waschen und putzen, dann den Kohl, die Karotten und Radieschen auf einem Gemüsehobel fein raspeln. Die Frühlingszwiebeln in schmale Röllchen schneiden. Gemüse mit etwas Salz und Pfeffer bestreuen und vermengen.

4 Den Quark auf jeweils eine Hälfte des Baguettes streichen, geraspeltes Gemüse und Frühlingszwiebelröllchen darauf verteilen und die restlichen Baguettehälften auflegen.

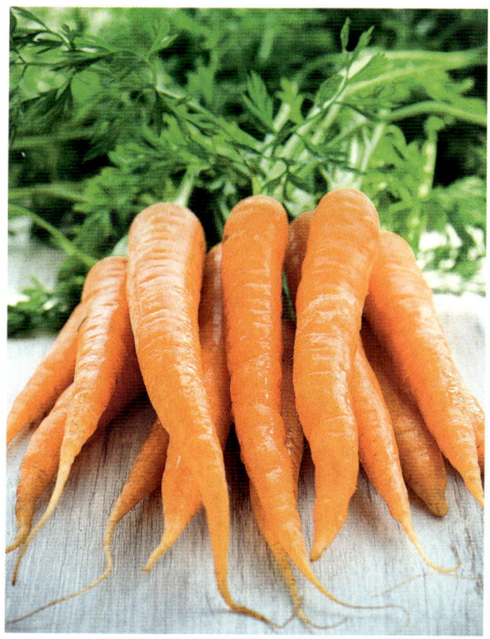

Sandwich mit Lachscreme und Gurke

raffiniert

Zubereitungszeit: 15 Minuten

Eine Portion enthält:

239 kcal/999 kJ	29 g Kohlenhydrate
11 g Eiweiß	~3 BE
8 g Fett	

Zutaten für zwei Personen

4 Scheiben Vollkorntoast
2 Scheiben geräucherter Lachs (ca. 40 g)
2 EL Frischkäse, fettreduziert
Pfeffer
1 Zweig Dill
1 Stück Gurke (ca. 100 g)

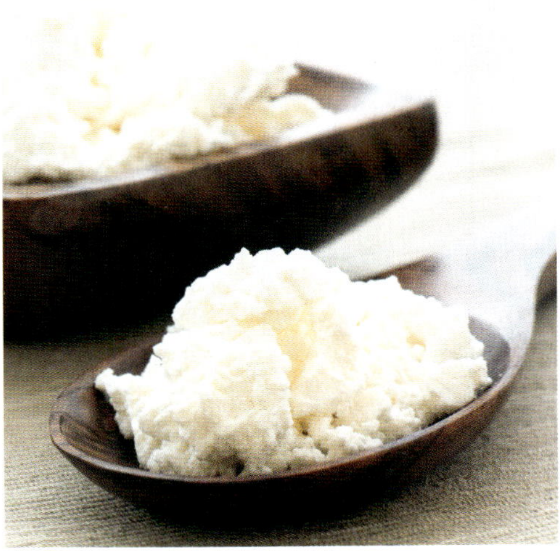

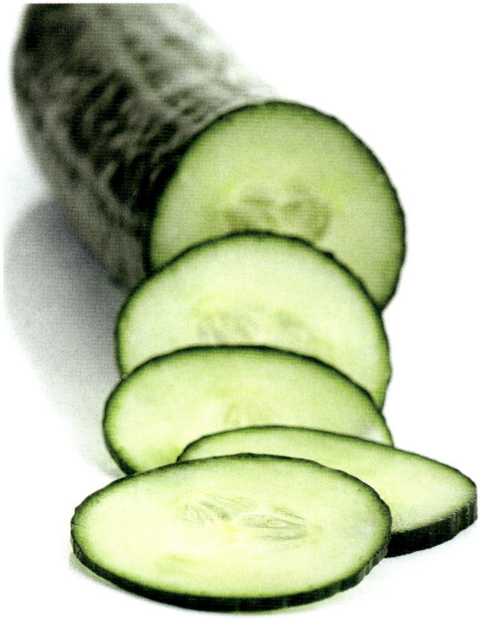

Zubereitung

1 Die Toastscheiben im Toaster toasten und kurz abkühlen lassen.

2 Währenddessen den Lachs in schmale Streifen schneiden, den Frischkäse glatt rühren und mit etwas Pfeffer würzen.

3 Den Dill waschen, trocknen, die Blättchen von den Stängeln zupfen und fein hacken. Die Gurke waschen und in schmale Scheiben schneiden.

4 Die Lachsstreifen und den Dill unter den Frischkäse rühren, zwei Toastscheiben mit der Lachscreme bestreichen, die Gurkenscheiben darauf verteilen und die restlichen Brote auflegen.

Sandwich Caprese

schnell zubereitet

Zubereitungszeit: 10 Minuten

Eine Portion enthält:

263 kcal/1099 kJ	30 g Kohlenhydrate
13 g Eiweiß	~3 BE
10 g Fett	

Zutaten für zwei Personen

- 4 Scheiben Vollkorntoast
- ½ Kugel Mozzarella, fettreduziert
- 2 EL Frischkäse, fettreduziert
- 2 Tomaten
- Salz
- Pfeffer
- 2 Zweige Basilikum

Zubereitung

1 Die Toastscheiben im Toaster toasten und kurz abkühlen lassen.

2 Den Mozzarella in kleine Würfel schneiden, die Tomaten waschen, halbieren, den Strunk entfernen und die Tomatenhälften ebenfalls in Würfel schneiden.

3 Den Frischkäse glatt rühren, mit Salz und Pfeffer würzen. Basilikumblättchen abzupfen, waschen und in feine Streifen schneiden. Die Mozzarella- und Tomatenwürfel mit dem Basilikum unter den Frischkäse rühren und zwei Toastscheiben damit bestreichen. Die übrigen Toastscheiben darauflegen und gleich servieren.

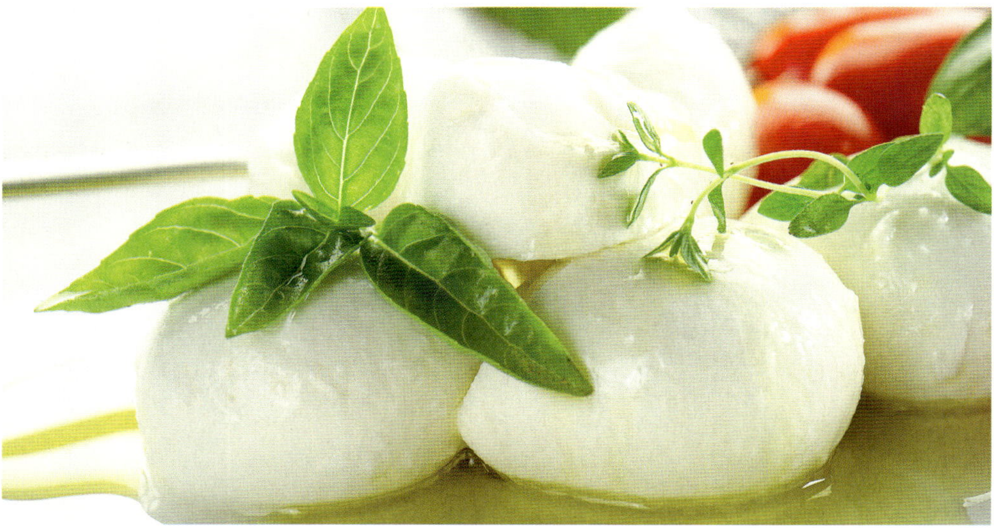

Kürbisbruschetta

herzhaft italienisch

Zubereitungszeit: 20 Minuten
Garzeit: ca. 20 Minuten

Eine Portion enthält:

283 kcal/1183 kJ	32 g Kohlenhydrate
13 g Eiweiß	~3 BE
10 g Fett	

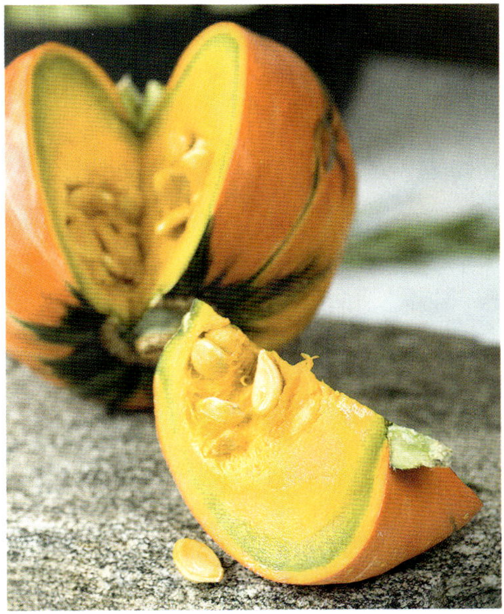

Zutaten für zwei Personen

2 Vollkornbrötchen
1 Stück Hokkaidokürbis (ca. 250 g)
1 Knoblauchzehe
2 TL Olivenöl
4 dünne Scheiben geräucherter Schinken (ca. 40 g)
1 EL Balsamicoessig
Salz, Pfeffer
einige Parmesanspäne, 32 % Fett i. Tr. (ca. 10 g)

Zubereitung

1 Beide Vollkornbrötchen im Ofen (Ober- und Unterhitze 150 °C) kurz aufbacken.

2 Den Kürbis waschen, die Kerne entfernen und das Kürbisfleisch in schmale Streifen hobeln.

3 Den Knoblauch schälen und fein hacken, dann 1 Teelöffel Öl mit dem Knoblauch vermischen. Die Vollkornbrötchen halbieren und das Knoblauch-Öl-Gemisch darauf verteilen. Den Backofen auf Grillfunktion einstellen.

4 Das restliche Öl in einer beschichteten Pfanne erhitzen, den Schinken in feine Streifen schneiden und zusammen mit den Kürbisstreifen einige Minuten im heißen Öl anbraten.

5 Die vorbereiteten Brötchenhälften in den heißen Ofen schieben und einige Minuten unter dem Grill goldbraun rösten.

6 Die Kürbis- und Schinkenstreifen mit dem Essig ablöschen und mit Salz und Pfeffer würzen, dann auf den gegrillten Brötchenhälften verteilen und mit Parmesanspänen garniert servieren.

Laugensnack mit Radieschenquark

preiswert

Zubereitungszeit: 10 Minuten

Eine Portion enthält:

196 kcal/819 kJ	36 g Kohlenhydrate
9 g Eiweiß	~3 BE
1 g Fett	

Zutaten für zwei Personen

2 Laugengebäckstücke (à ca. 50 g)
2 gehäufte EL Magerquark
Kohlensäurehaltiges Mineralwasser
2 TL Schnittlauch
4 Radieschen
Salz, Pfeffer

Zubereitung

1 Das Laugengebäck halbieren. Den Quark mit etwas Mineralwasser glatt rühren.

2 Die Radieschen waschen, putzen und in schmale Stifte schneiden, zusammen mit dem Schnittlauch und etwas Salz und Pfeffer unter den angerührten Quark mengen.

3 Den Quark auf zwei Gebäckhälften verteilen und die übrigen zwei Hälften auflegen.

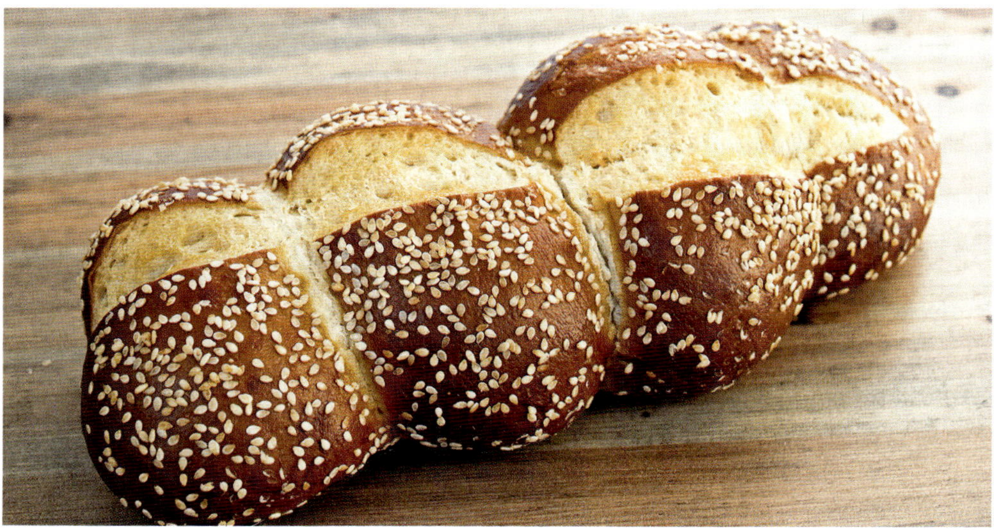

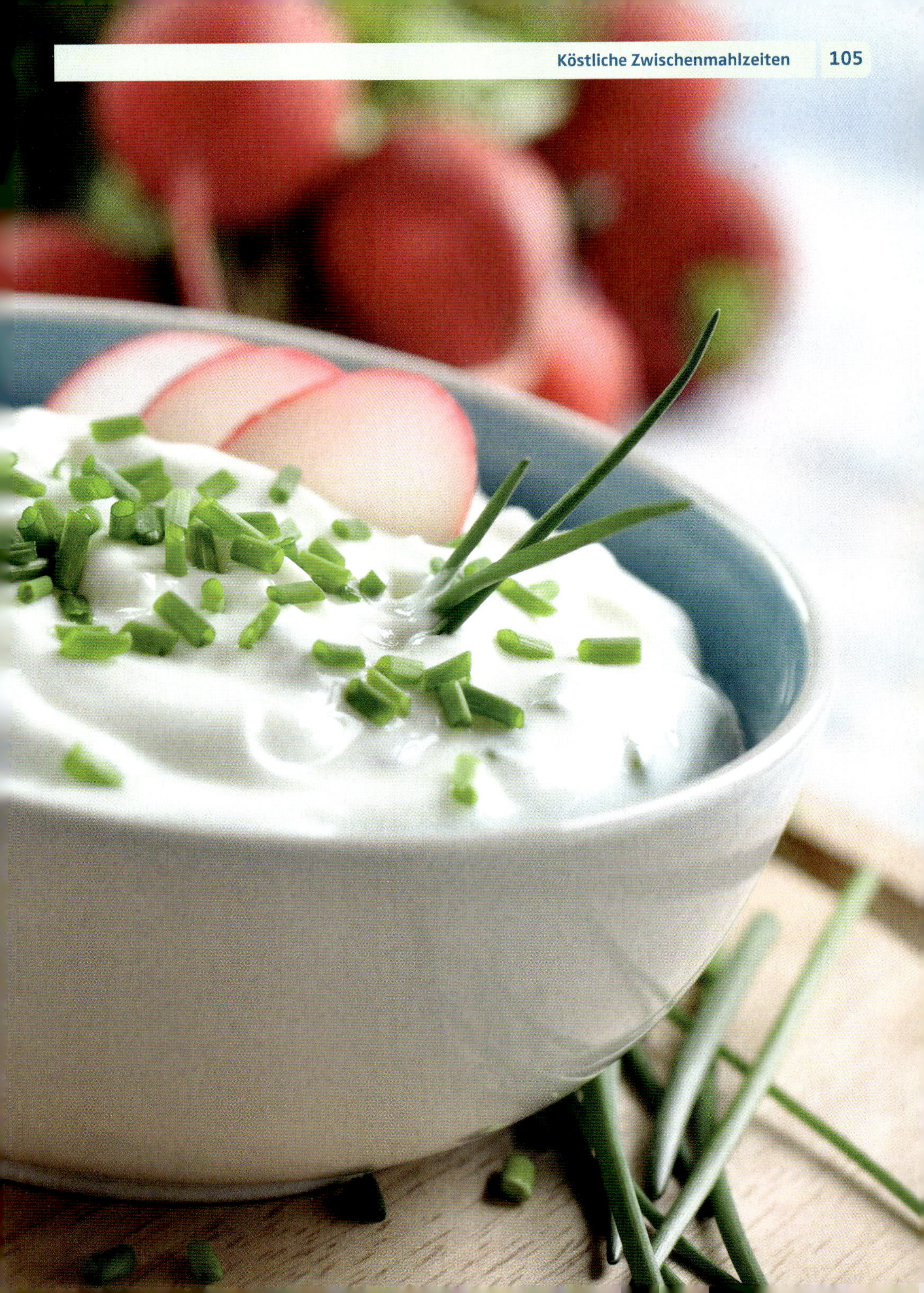

Marinierter Paprika-Mozzarella

pikant mediterran

Zubereitungszeit: 15 Minuten
Marinierzeit: 1–2 Stunden

Eine Portion enthält:

256 kcal/1070 kJ	4 g Kohlenhydrate
13 g Eiweiß	~0 BE
20 g Fett	

Zutaten für zwei Personen

1 rote Paprikaschote
1 kleine Zwiebel
1 EL Olivenöl
1 EL weißer Balsamicoessig
Salz, Pfeffer
1 Kugel Mozzarella, 45 % Fett i. Tr.

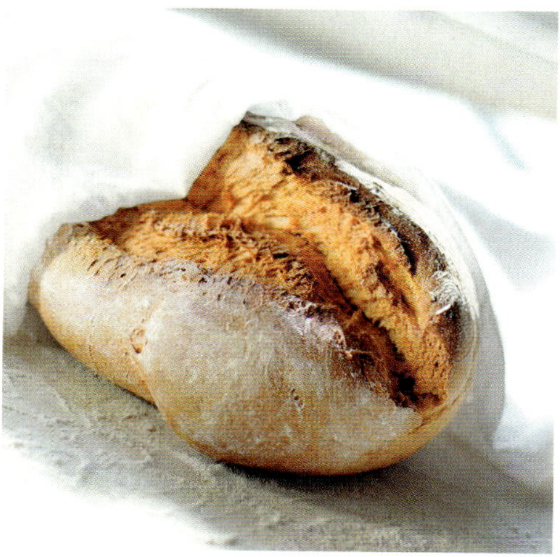

Zubereitung

1 Die Paprikaschote waschen, halbieren, Kerne und Samenwände entfernen und die Paprikahälften in feine Würfel schneiden. Die Zwiebel schälen und ebenfalls fein würfeln. Beides mischen und mit Öl, Essig, Salz und Pfeffer würzen.

2 Den Mozzarella in schmale Scheiben schneiden. Die Mozzarellascheiben mit der Paprika-Zwiebel-Mischung beträufeln und 1 bis 2 Stunden marinieren.

TIPPS UND TRICKS

Insulinpflichtige Diabetiker sollten beachten, dass dieses Rezept keine blutzuckersteigernden Kohlenhydrate liefert. Essen Sie zum Mozzarella eine blutzuckersteigernde Beilage, z. B. ein knusprig gebackenes Vollkornbaguette.

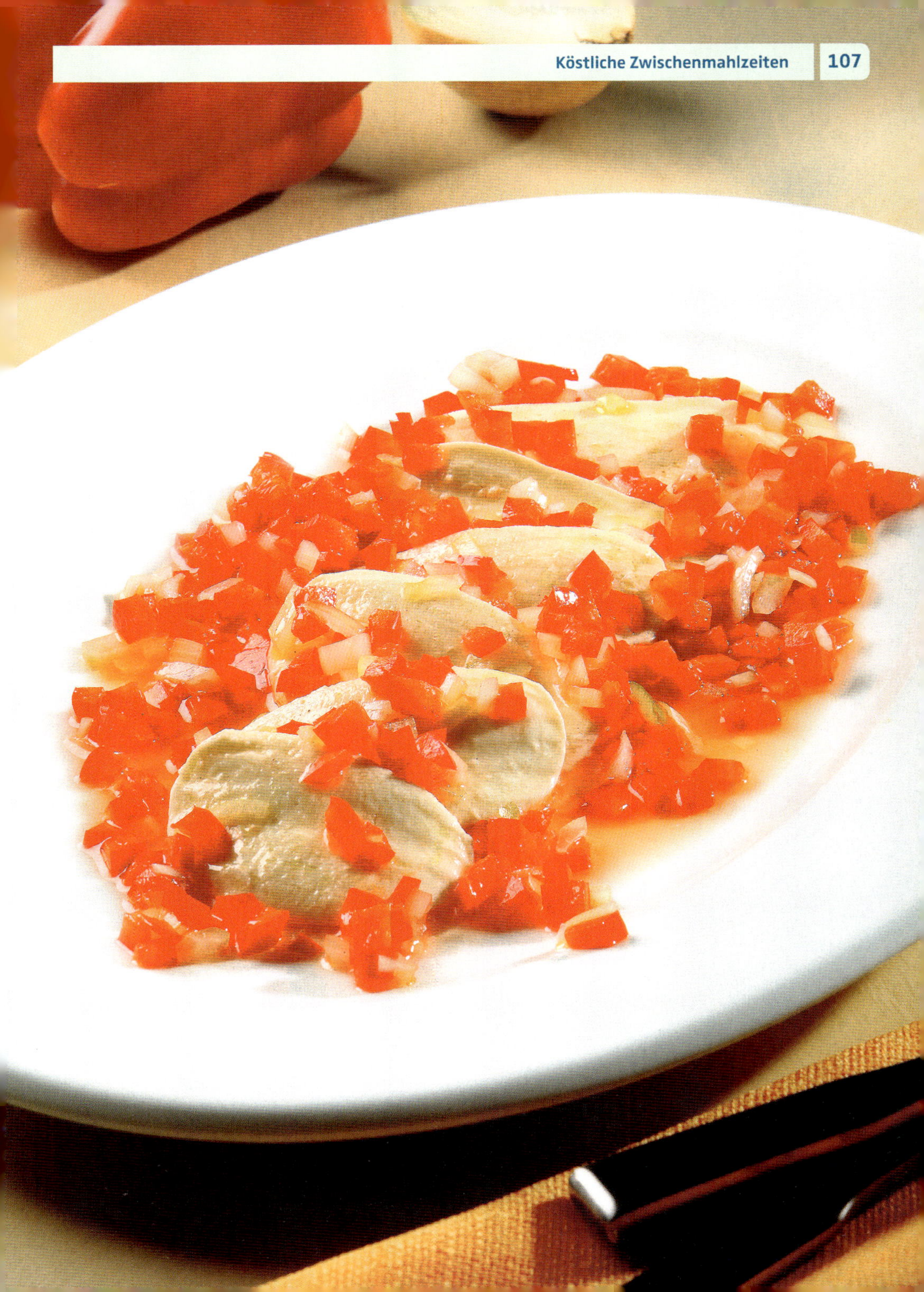

Milchreis mit Himbeeren

fruchtig sättigend

Zubereitungszeit: 15 Minuten
Garzeit: ca. 30 Minuten

Eine Portion enthält:

243 kcal/1016 kJ	44 g Kohlenhydrate
8 g Eiweiß	~4 BE
3 g Fett	

Zutaten für zwei Personen

- ½ Vanilleschote
- 300 ml Milch, 1,5 % Fett
- 4 EL Milchreis
- 1 Prise Salz
- Flüssiger Süßstoff
- 1 kleines Glas Orangensaft
- 1 TL Stärke
- 200 g Himbeeren

Zubereitung

1 Die Vanilleschote mit einem scharfem Messer der Länge nach aufschneiden und das Mark herauskratzen.

2 Einen Topf mit kaltem Wasser ausspülen, die Milch hineingießen und mit dem Vanillemark, der Vanilleschote, dem Salz und dem Reis aufkochen. Unter Rühren ca. 25 Minuten bei mittlerer Hitze köcheln lassen. Den Reis am Ende der Garzeit mit etwas flüssigem Süßstoff süßen. Die Vanilleschote entfernen.

3 Den Orangensaft aufkochen lassen und die Stärke mit etwas kaltem Wasser glatt rühren. In den kochenden Saft eingießen und 1 bis 2 Minuten sprudelnd kochen lassen. Dann etwas abkühlen lassen und bei Bedarf mit etwas flüssigem Süßstoff süßen.

4 Die Himbeeren waschen und putzen und unter die abkühlte Orangensoße mengen. Zusammen mit dem Milchreis anrichten und servieren.

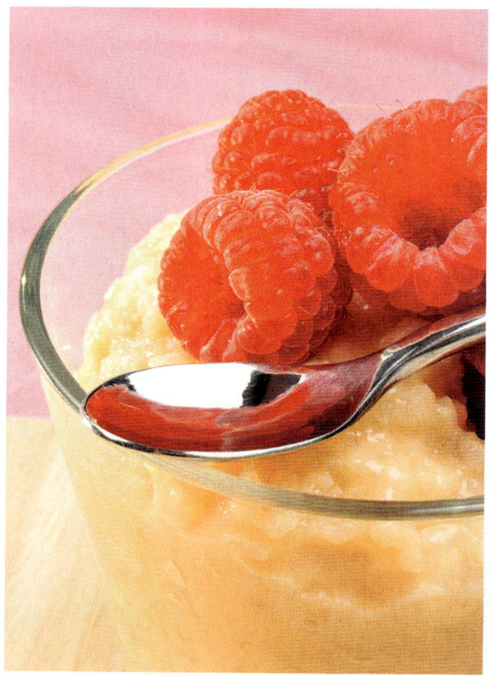

Grießbrei mit Aprikosen

gelingt leicht

Zubereitungszeit: 10 Minuten
Garzeit: ca. 5 Minuten

Eine Portion enthält:

259 kcal/1083 kJ	37 g Kohlenhydrate
12 g Eiweiß	~4 BE
6 g Fett	

Zutaten für zwei Personen

½ Vanilleschote
350 ml Milch, 1,5 % Fett
50 g Grieß
Flüssiger Süßstoff
4 Aprikosen
1 TL Pistazien

Zubereitung

1 Die Vanilleschote mit einem scharfem Messer der Länge nach aufschneiden und das Mark herauskratzen.

2 Einen Topf mit kaltem Wasser ausspülen, die Milch hineingießen und mit dem Vanillemark und der Vanilleschote aufkochen. Den Grieß einstreuen und unter Rühren ca. 4 bis 5 Minuten bei mittlerer Hitze quellen lassen. Den Grießbrei mit einigen Spritzern Süßstoff süßen. Die Vanilleschote entfernen.

3 Die Aprikosen waschen, halbieren, die Steine entfernen und in schmale Streifen schneiden. Die Pistazien grob hacken und beides zum Grießbrei reichen.

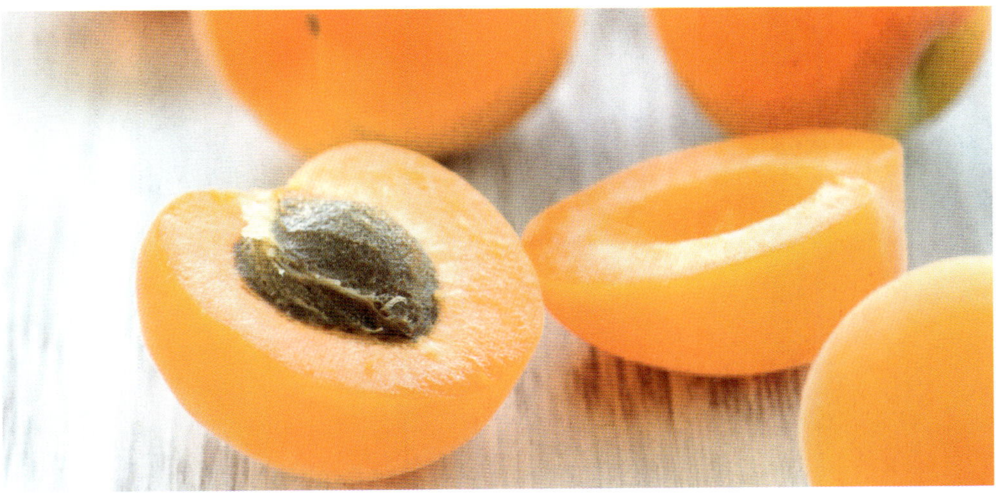

Beerencreme

schnell zubereitet

Zubereitungszeit: 10 Minuten

Eine Portion enthält:

139 kcal/581 kJ	14 g Kohlenhydrate
15 g Eiweiß	~1 BE
1 g Fett	

Zutaten für zwei Personen

100 g frische Brombeeren
100 g frische Himbeeren
100 g frische Heidelbeeren
6 EL Magerquark
4 EL Buttermilch
Flüssiger Süßstoff

Zubereitung

1 Die Beeren vorsichtig waschen, entkelchen und etwas abtropfen lassen.

2 Den Quark und die Buttermilch zu einer cremigen Masse verrühren und mit einigen Spritzern Süßstoff süßen.

3 Die Beeren vorsichtig unterziehen und in zwei hohe Dessertgläser verteilen.

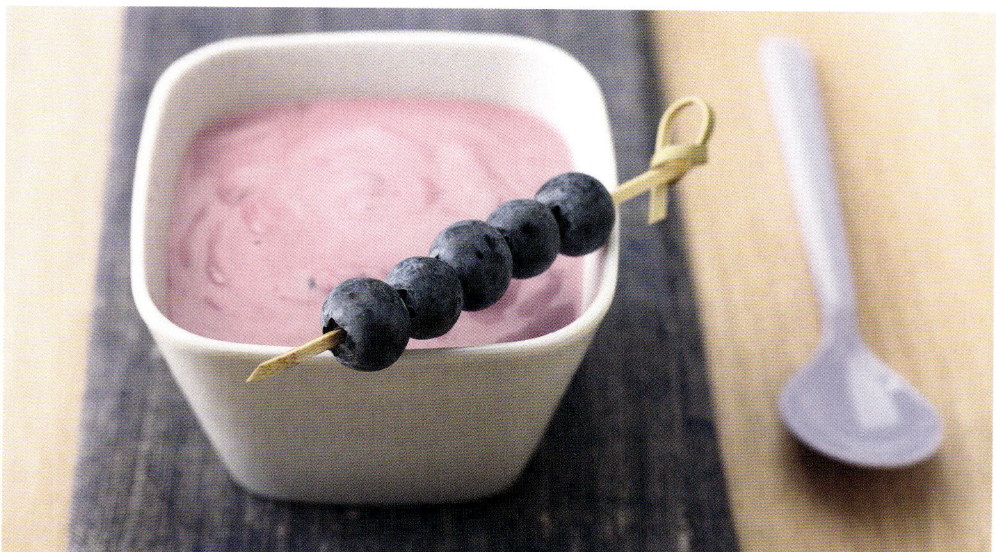

Walnuss-Obstsalat

vitaminreich

Zubereitungszeit: 10 Minuten

Eine Portion enthält:

114 kcal/477 kJ
4 g Eiweiß
4 g Fett
15 g Kohlenhydrate
~1 BE

Zutaten für zwei Personen

1 Orange
1 Kiwi
1 Mandarine
2 TL gehackte Walnüsse
1 kleines Glas Buttermilch

Zubereitung

1 Das Obst schälen und in kleine Stücke schneiden.

2 Die Walnüsse in einer Pfanne ohne Fettzugabe rösten, bis sie aromatisch duften.

3 Das Obst mit der Buttermilch vermischen und den Obstsalat mit den Walnüssen bestreut servieren.

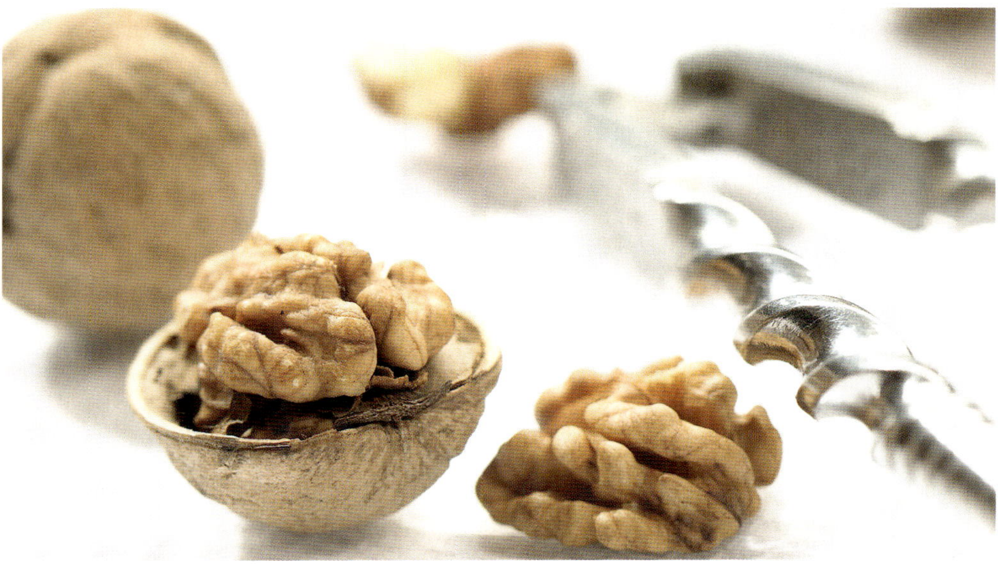

Grüne Grütze

erfrischend fruchtig

Zubereitungszeit: 15 Minuten
Garzeit: ca. 3–5 Minuten
Kühlzeit: 1 Stunde

Eine Portion enthält:

140 kcal/585 kJ	29 g Kohlenhydrate
2 g Eiweiß	~3 BE
1 g Fett	

Zutaten für zwei Personen

2 Kiwis
1 Stück Cantaloup-Melone (ca. 180 g)
1 Handvoll Stachelbeeren (ca. 150 g)
¾ Glas Apfelsaft (ca. 75 ml)
Flüssiger Süßstoff
1 EL Speisestärke

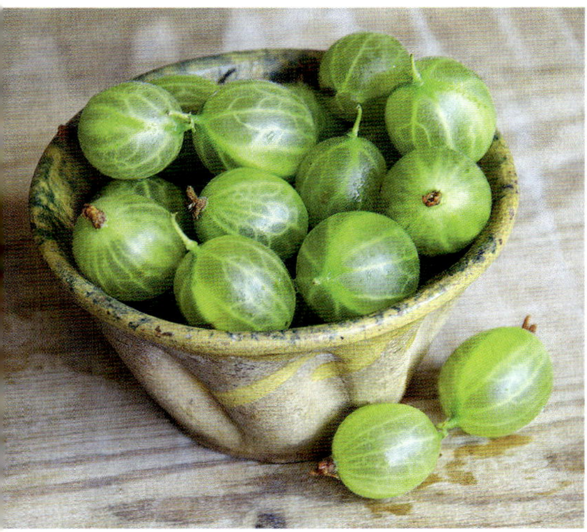

Zubereitung

1 Die Kiwis und die Melone schälen, die Melonenkerne entfernen und beides in Würfel schneiden. Die Beeren waschen, entkelchen und etwas abtropfen lassen.

2 Den Apfelsaft und einige Spritze Süßstoff in einen kleinen Topf geben und aufkochen. Das Obst zugeben und bei mittlerer Hitze kurz köcheln lassen.

3 Die Stärke mit 2 EL kaltem Wasser glatt rühren und zum Obst geben, etwa 1 Minute kochen lassen, bis die Grütze etwas eingedickt ist.

4 Die grüne Grütze in zwei Dessertschälchen füllen und abkühlen lassen.

TIPPS UND TRICKS

Sehr lecker schmeckt dazu Vanillesoße. Hierfür ⅛ l Milch (1,5 % Fett) aufkochen lassen, 1 EL Vanillepuddingpulver mit etwas Wasser glatt rühren und in die kochende Milch einrühren und mindestens 1 Minute sprudelnd kochen lassen. Mit etwas Zimt und Süßstoff verfeinern und abkühlen lassen.

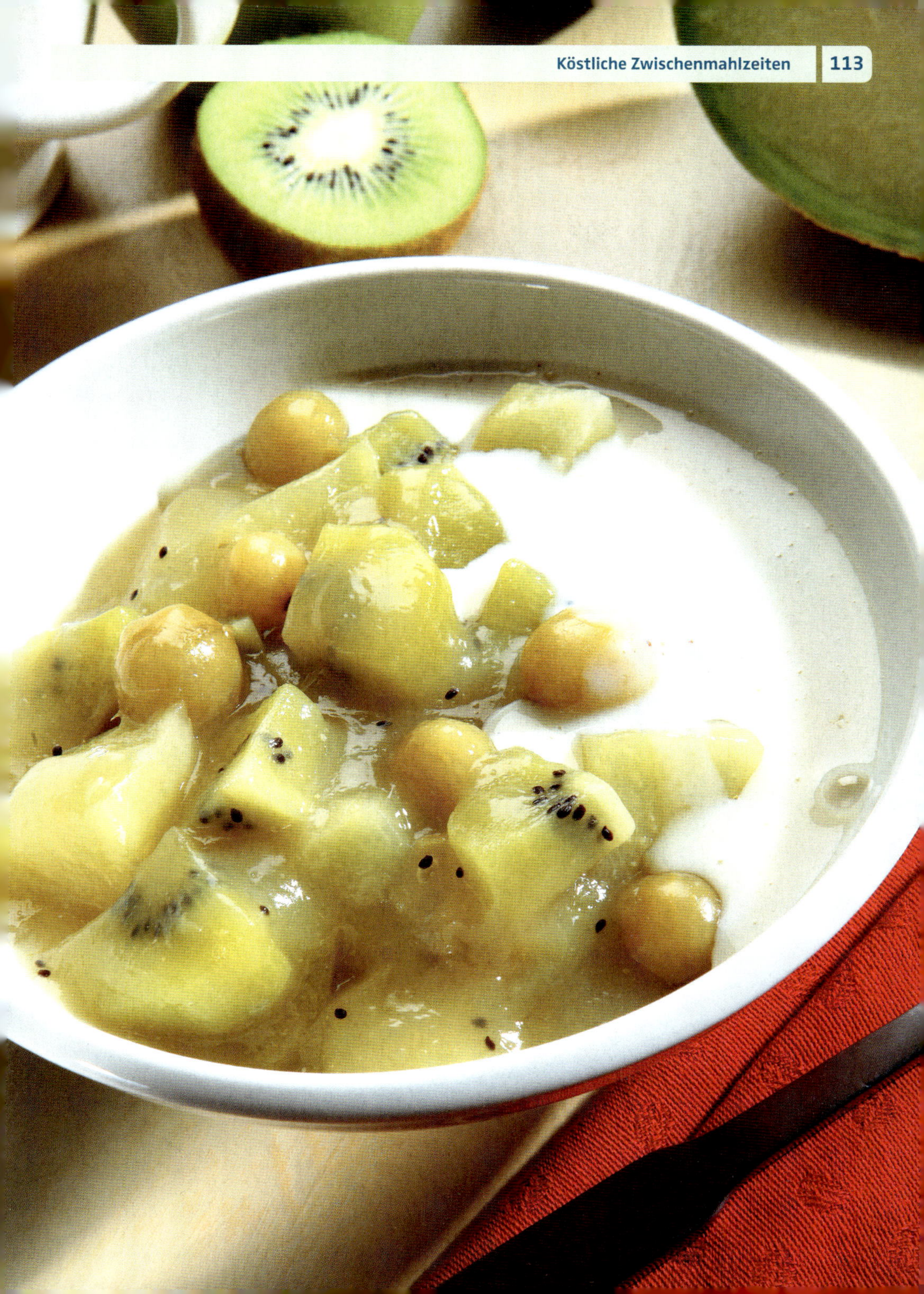

LEICHTE ABENDESSEN

Lachsröllchen

pikant und raffiniert

Zubereitungszeit: 10 Minuten

Eine Portion enthält:

98 kcal/410 kJ	1 g Kohlenhydrate
10 g Eiweiß	0 BE
6 g Fett	

Zutaten für zwei Personen

1 Ei
½ TL Senf
½ TL Meerrettich
½ TL Dill
½ EL Frischkäse, fettreduziert
1 Stück Salatgurke (ca. 70 g)
Salz, Pfeffer
4 Scheiben Räucherlachs (ca. 80 g)
2 Zweige Dill

Zubereitung

1 Das Ei hartkochen, eine Hälfte davon in kleine Würfel schneiden und mit Senf, Meerrettich, Dill und Frischkäse zu einer homogenen Masse vermengen. Die Gurke raspeln, untermengen und mit Salz und Pfeffer würzen.

2 Die Eimasse auf den Lachsscheiben verteilen und diese vorsichtig aufrollen.

3 Den Dill waschen, trocknen und von den Stielen zupfen. Die Lachsröllchen mit Dill und der zweiten Eihälfte garnieren und servieren.

TIPPS UND TRICKS

Insulinpflichtige Diabetiker sollten beachten, dass dieses Rezept keine blutzuckersteigernden Kohlenhydrate liefert. Essen Sie zu den Lachsröllchen eine blutzuckersteigernde Beilage, z. B. ein knusprig gebackenes Roggenvollkornbrot.

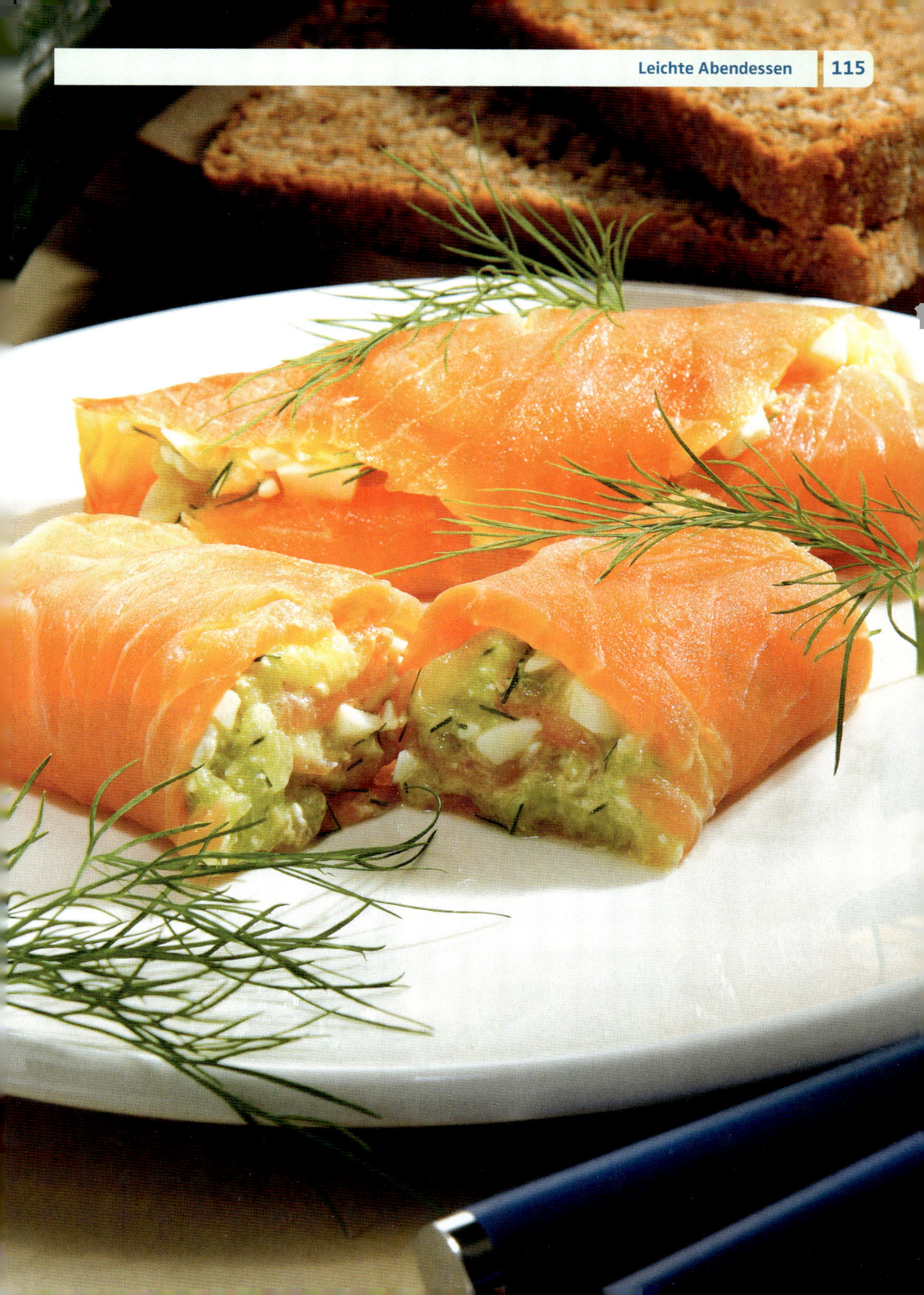

Gemüseeintopf

gut vorzubereiten

Zubereitungszeit: 15 Minuten
Garzeit: 20 Minuten

Eine Portion enthält:

259 kcal/1083 kJ	32 g Kohlenhydrate
10 g Eiweiß	2 BE
10 g Fett	

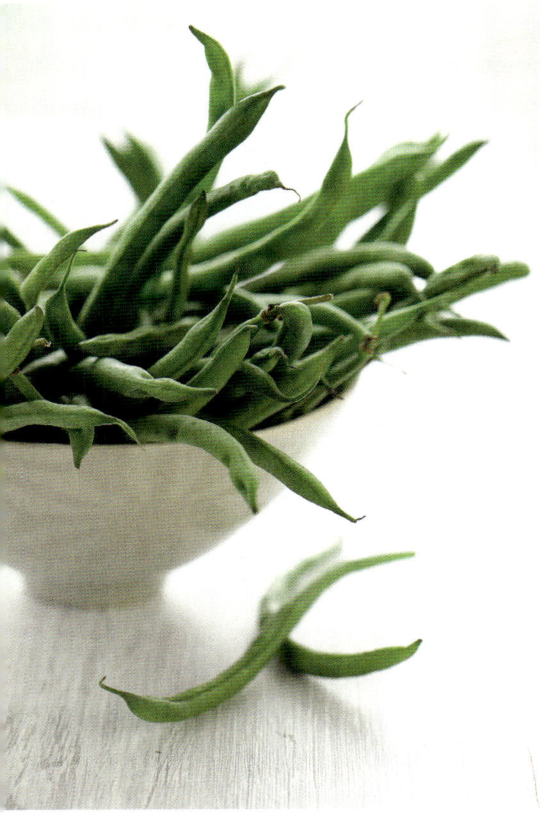

Zutaten für zwei Personen

- 3 mittelgroße Kartoffeln (ca. 150 g)
- 1 große Karotte
- 1 Kohlrabi
- 200 g grüne Bohnen, tiefgekühlt
- 1 TL Gemüsebrühe (Instant)
- 1 kleines Glas Milch, 1,5 % Fett (ca. 100 ml)
- Salz, Pfeffer
- 1 EL Rapsöl
- 2 Zweige Petersilie

Zubereitung

1 Das Gemüse waschen, schälen und in Würfel schneiden. Die Bohnen auftauen lassen.

2 Die Gemüsebrühe in ½ l Wasser auflösen und zum Kochen bringen. Das Gemüse zugeben und ca. 20 Minuten bei mittlerer Hitze garen.

3 Die Milch dazugießen, kurz aufkochen lassen und die Suppe mit Salz und Pfeffer würzen.

4 Die Petersilie waschen, trocknen und fein hacken. Das Öl zusammen mit der gehackten Petersilie in die Suppe rühren.

Tomaten-Chili-Suppe mit Knoblauch-Croutons

feurig scharf

Zubereitungszeit: 15 Minuten
Garzeit: ca. 15 Minuten

Eine Portion enthält:

187 kcal/782 kJ	25 g Kohlenhydrate
6 g Eiweiß	1,5 BE
7 g Fett	

Zutaten für zwei Personen

1 kleine Zwiebel
2 Knoblauchzehen
1 rote Chilischote
2 TL Olivenöl
2 EL Tomatenmark
½ l Tomatensaft
1 Zweig Basilikum
Salz, Pfeffer
Cayennepfeffer
Balsamicoessig
1 Prise Zucker
2 Scheiben Vollkorntoast

TIPPS UND TRICKS

Achtung: Nach dem Vorbereiten der Chilischote sollten Sie sich gründlich die Hände waschen!

Zubereitung

1 Die Zwiebel und die Knoblauchzehen schälen und fein hacken. Die Chilischote waschen, putzen, Samenwände und Kerne entfernen und die Chilihälften fein würfeln.

2 Die Zwiebel und die Hälfte der Knoblauchwürfel in der Hälfte des Öls goldgelb anbraten. Tomatenmark und Chilliwürfel zugeben und einige Minuten mitbraten. Mit dem Tomatensaft ablöschen, aufkochen lassen und 5 bis 10 Minuten köcheln lassen.

3 Das Basilikum waschen, trocknen und in schmale Streifen schneiden.

4 Das Toastbrot in Würfel schneiden und das restliche Öl in einer beschichteten Pfanne erhitzen. Die zweite Hälfte der Knoblauchwürfel und die Brotwürfel dazugeben und goldbraun anrösten.

5 Die Suppe mit Salz, Pfeffer, Cayennepfeffer, Essig, Zucker und Basilikumstreifen abschmecken und mit den Croutons servieren.

Brotsalat

preiswert

Zubereitungszeit: 15 Minuten

Eine Portion enthält:

335 kcal/1400 kJ	32 g Kohlenhydrate
14 g Eiweiß	~3 BE
16 g Fett	

Zutaten für zwei Personen

4 Scheiben Vollkorntoast
1 Knoblauchzehe
1 EL Olivenöl
Cayennepfeffer, Salz
4 dünne Scheiben roher Schinken (ca. 40 g)
1 EL Mandelsplitter
je ½ grüne und gelbe Paprika
2 Tomaten
Balsamicoessig

Zubereitung

1 Die Toastscheiben und die geschälte Knoblauchzehe in kleine Würfel schneiden. Das Olivenöl erhitzen und die Brotwürfel darin goldgelb anrösten. Mit Cayennepfeffer, Salz und Knoblauch würzen.

2 Den Schinken ebenfalls in kleine Würfel schneiden und kurz in der Pfanne anbraten.

3 Die Mandelsplitter ohne Fettzugabe in einer zweiten beschichteten Pfanne leicht goldgelb anrösten.

4 Paprikaschoten und Tomaten waschen, putzen und in kleine Würfel schneiden.

5 Alle Zutaten vermengen, mit Balsamicoessig anmachen und servieren.

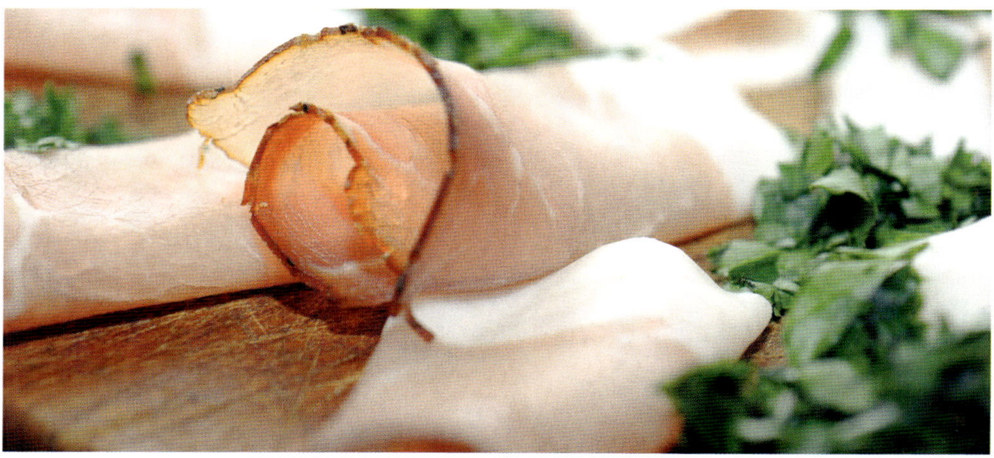

Salat mit Zitronen-Joghurt-Dressing

erfrischend leicht

Zubereitungszeit: 15 Minuten

Eine Portion enthält:

26 kcal/109 kJ	3 g Kohlenhydrate
2 g Eiweiß	0 BE
1 g Fett	

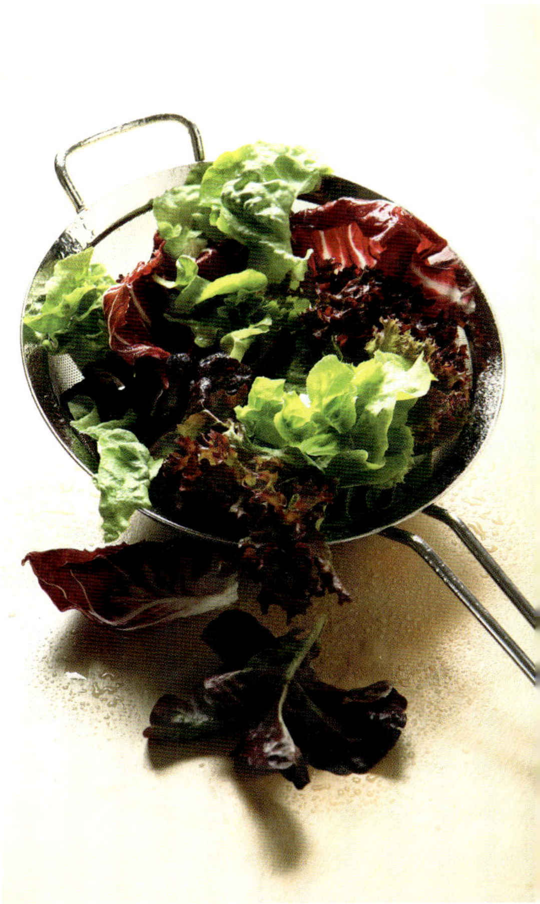

Zutaten für zwei Personen

2 Portionen Kopfsalat (ca. 40 g)
1 Portion Radicchio-Salat (ca. 20 g)
½ rote Paprikaschote
1 kleines Stück Salatgurke (ca. 20 g)
½ Bio-Zitrone
2 EL Naturjoghurt, 1,5 % Fett
1 TL Senf
Salz, Pfeffer

Zubereitung

1 Die Salate waschen, putzen und in mundgerechte Stücke zerkleinern.

2 Paprika und Gurke waschen, putzen und in Würfel schneiden.

3 Die Zitrone heiß waschen, die Schale fein abreiben und die Zitrone auspressen. Den Saft mit der abgeriebenen Schale, dem Senf und dem Joghurt zu einem Dressing verrühren. Mit Salz und Pfeffer würzen. Das Gemüse und das Dressing vorsichtig miteinander vermengen.

TIPPS UND TRICKS

Insulinpflichtige Diabetiker sollten beachten, dass dieses Rezept keine blutzuckersteigernden Kohlenhydrate liefert. Essen Sie den Salat mit einer blutzuckersteigernde Beilage, z. B. einem knusprig gebackenen Roggenvollkornbrot.

Kohlrabi-Karotten-Rohkost mit Gorgonzola-Dressing

schnell zubereitet

Zubereitungszeit: 20 Minuten
Marinierzeit 10 Minuten

Eine Portion enthält:

180 kcal/953 kJ	12 g Kohlenhydrate
9 g Eiweiß	~0 BE
10 g Fett	

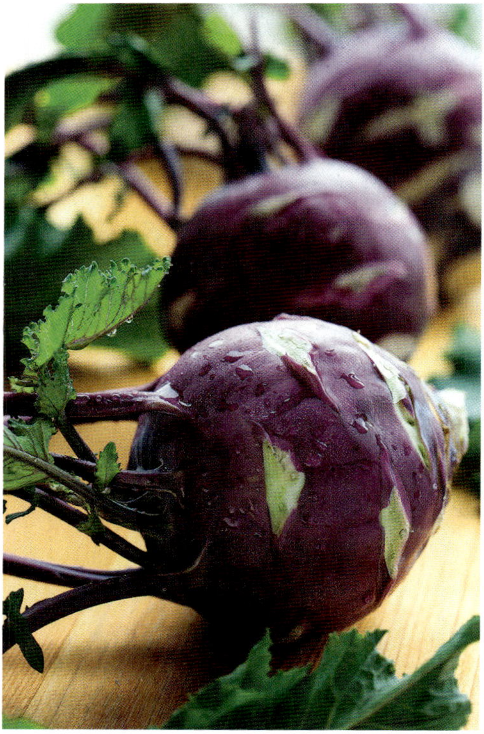

Zutaten für zwei Personen

1 mittelgroßer Kohlrabi
2 mittelgroße Karotten
1 kleines Stück Gorgonzola (ca. 30 g)
½ Becher Naturjoghurt, 1,5 % Fett (75 g)
1 EL Apfelessig
Salz, Pfeffer
1 Prise Zucker
½ Schale Kresse
1 EL Sonnenblumenkerne

Zubereitung

1 Den Kohlrabi und die Karotten waschen, schälen und in feine Stifte schneiden. Den Gorgonzola mit dem Joghurt verrühren und mit Essig, Salz, Pfeffer und Zucker würzen.

2 Die Kresse waschen und mit dem Dressing unter die Gemüsestifte mischen. Den Salat ca. 10 Minuten durchziehen lassen.

3 In einer beschichteten Pfanne ohne Fettzugabe die Sonnenblumenkerne anrösten, bis sie aromatisch duften. Kurz vor dem Servieren über den Salat streuen.

TIPPS UND TRICKS

Insulinpflichtige Diabetiker sollten beachten, dass dieses Rezept keine blutzuckersteigernden Kohlenhydrate liefert. Essen Sie den Salat zusätzlich zu einem kohlenhydrathaltigen Abendessen.

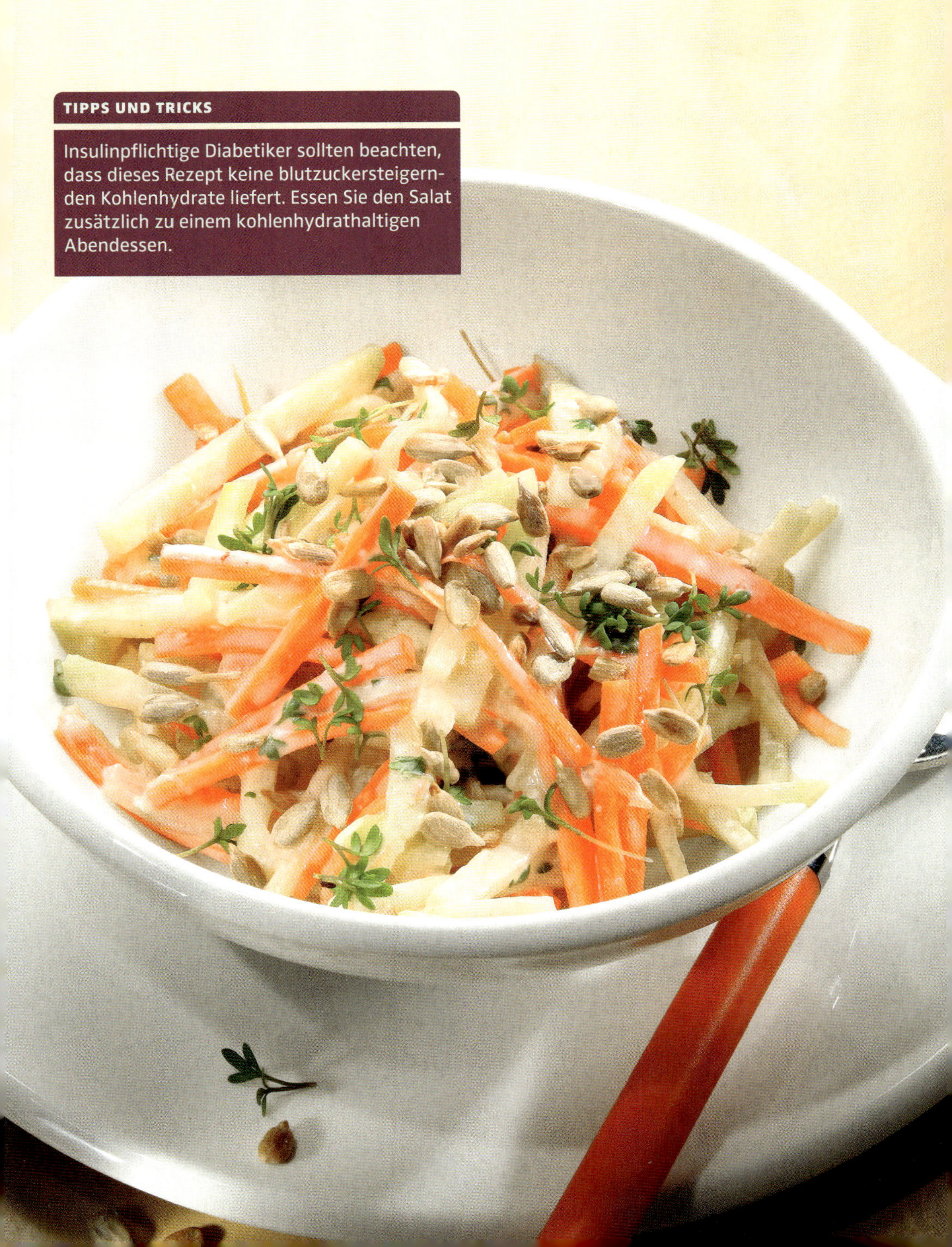

Tomaten-Mangold-Salat

griechisch pikant

Zubereitungszeit: 20 Minuten
Marinierzeit: 1 Stunde

Eine Portion enthält:

197 kcal/824 kJ	3 g Kohlenhydrate
10 g Eiweiß	0 BE
16 g Fett	

Zutaten für zwei Personen

- 300 g Mangold
- 1 TL Gemüsebrühe (Instant)
- 2 Tomaten (à 120 g)
- 1 EL schwarze Oliven
- 2 Portionen Feta, 45 % Fett i. Tr. (60 g)
- 1 Handvoll Rucola
- 1 EL Olivenöl
- 1 EL Balsamicoessig
- Salz, Pfeffer

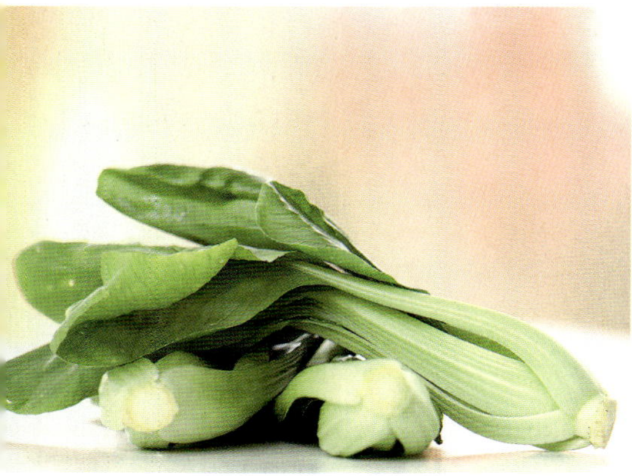

Zubereitung

1 Den Mangold waschen, die Stiele und die Blätter getrennt in ca. 1 cm breite Streifen schneiden. Die Gemüsebrühe in ½ l Wasser auflösen und zum Kochen bringen. Die Stiele in der Brühe bissfest dünsten, die Blätter erst kurz vor Ende der Garzeit zugeben. Den Mangold abgießen und abkühlen lassen.

2 Die Tomaten waschen, den Strunk herausschneiden und die Tomatenhälften in Würfel schneiden. Den Feta grob zerbröckeln, den Rucola waschen, putzen und in schmale Streifen schneiden.

3 Aus Öl, Essig, Salz und Pfeffer ein Dressing herstellen und unter die vorbereiteten Salatzutaten mengen. Den Salat ca. 1 Stunde ziehen lassen.

TIPPS UND TRICKS

Insulinpflichtige Diabetiker sollten beachten, dass dieses Rezept keine blutzuckersteigernden Kohlenhydrate liefert. Essen Sie den Salat zusätzlich zu einem kohlenhydrathaltigen Abendessen.

Gefüllte Kopfsalaträllchen

für Gäste

Zubereitungszeit: 15 Minuten

Eine Portion enthält:

216 kcal/903 kJ	4 g Kohlenhydrate
9 g Eiweiß	0 BE
18 g Fett	

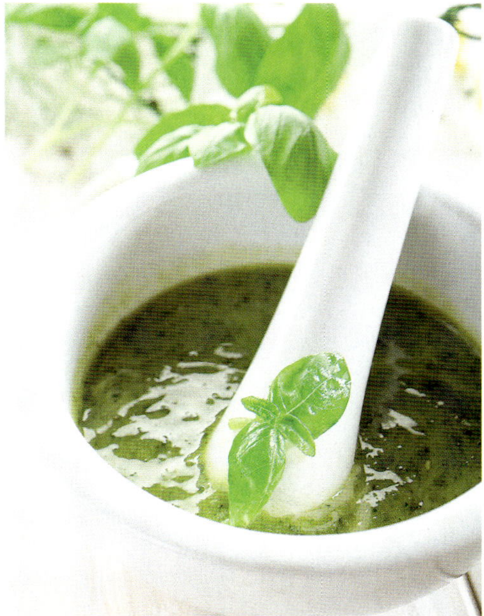

Zutaten für zwei Personen

½ Kopfsalat
2 TL grünes Pesto
50 g Gorgonzola
4 Scheiben Parmaschinken
2 EL Balsamicoessig
1 EL Olivenöl
1 EL Apfelsaft
1 kleine Knoblauchzehe
Salz, Pfeffer
1 Prise Zucker

Zubereitung

1 Den Kopfsalat in einzelne Blätter teilen, waschen und in einer Salatschleuder trocken schleudern. Vier große Blätter ausbreiten und mit jeweils einem halben Teelöffel Pesto besteichen. Den Gorgonzola in Würfel schneiden.

2 Je eine Scheibe Schinken und einige Gorgonzolastückchen auf die Salatblätter legen. Die Salatblätter aufrollen und mit einem Zahnstocher feststecken.

3 Den restlichen Salat in feine Streifen schneiden und auf eine Platte geben. Die Röllchen darauf anrichten.

4 Aus Essig, Öl, Apfelsaft, geschälter und zerdrückter Knoblauchzehe, Salz, Pfeffer und Zucker ein Dressing herstellen und über die Röllchen und den Salat träufeln. Sofort servieren.

TIPPS UND TRICKS

Insulinpflichtige Diabetiker sollten beachten, dass dieses Rezept keine blutzuckersteigernden Kohlenhydrate liefert. Essen Sie den Salat zusätzlich zu einem kohlenhydrathaltigen Abendessen.

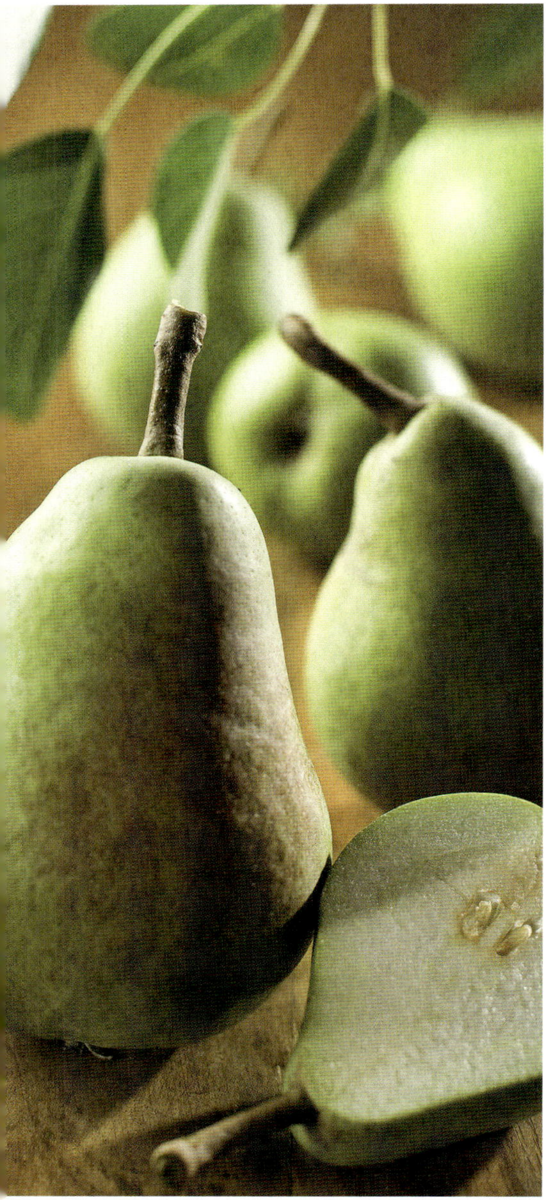

Käse-Birnen-Salat

fruchtig

Zubereitungszeit: 15 Minuten

Eine Portion enthält:

143 kcal/598 kJ	12 g Kohlenhydrate
11 g Eiweiß	~1 BE
6 g Fett	

Zutaten für zwei Personen

2 Scheiben Schnittkäse, 30 % Fett i. Tr. (60 g)
1 reife Birne
1 EL Zitronensaft
1 kleine Zwiebel
2 EL Naturjoghurt, 1,5 % Fett
2 EL Buttermilch
1 TL Senf
Salz, Pfeffer
1 TL gehackte Petersilie

Zubereitung

1 Den Käse in schmale Streifen schneiden. Die Birne waschen, halbieren, entkernen, in kleine Würfel schneiden und sofort mit Zitronensaft beträufeln. Die Zwiebel schälen und ebenfalls in feine Würfel schneiden.

2 Aus Joghurt, Buttermilch, Senf, den Gewürzen und Kräutern eine Salatsoße herstellen.

3 Alle Zutaten in eine kleine Schüssel geben und gut miteinander vermengen.

Camembert-Brot mit Preiselbeeren

schnell zubereitet

Zubereitungszeit: 10 Minuten

Eine Portion enthält:

402 kcal/1680 kJ	50 g Kohlenhydrate
21 g Eiweiß	~5 BE
13 g Fett	

Zutaten für zwei Personen

4 Scheiben Vollkornbrot mit Sonnenblumenkernen

4 Blätter Eisbergsalat

2 TL Halbfettmargarine

2 Portionen Camembert, 30 % Fett i. Tr. (120 g)

2 EL Preiselbeermarmelade

Zubereitung

1 Die Vollkornbrotscheiben im Toaster toasten und etwas abkühlen lassen. Den Salat waschen, evtl. putzen und zerkleinern.

2 Die Brote dünn mit der Margarine bestreichen und den Salatblättern belegen.

3 Den Camembert in schmale Scheiben schneiden und auf den Broten verteilen. Die Preiselbeermarmelade glatt rühren und über die Käsescheiben träufeln.

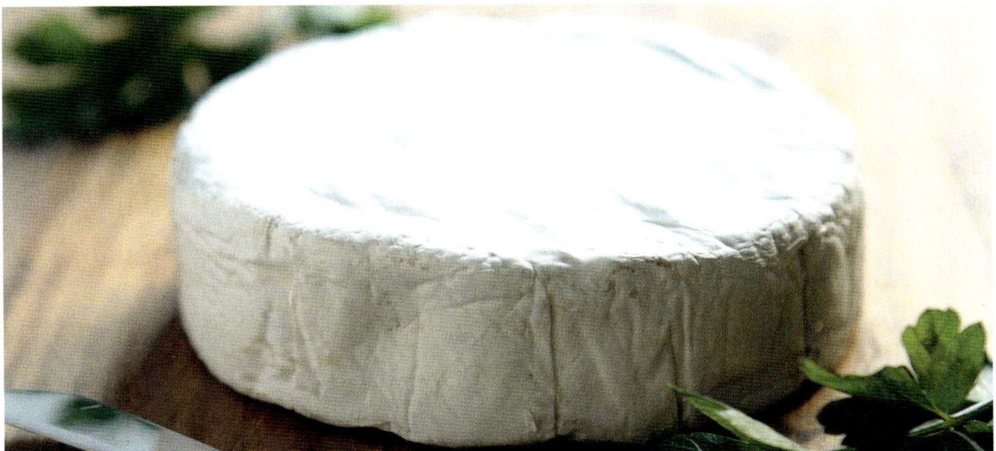

Zucchinibrot

preisgünstig

Zubereitungszeit: 20 Minuten
Garzeit: ca. 15 Minuten

Eine Portion enthält:

514 kcal/2148 kJ	54 g Kohlenhydrate
28 g Eiweiß	~4 BE
19 g Fett	

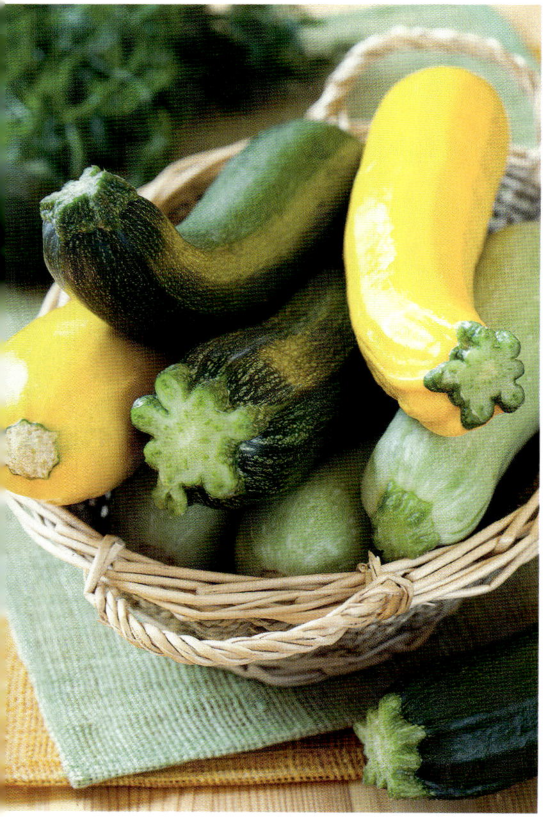

Zutaten für zwei Personen

2 Zucchini (ca. 600 g)
2 Zwiebeln
2 Knoblauchzehen
1 EL Olivenöl
Salz, Pfeffer
4 Scheiben Dinkel-Vollkornbrot
1 Kugel Mozzarella, 45 % Fett i. Tr.

Zubereitung

1 Die Zucchini waschen, putzen und grob rapseln. Die Zwiebeln und Knoblauchzehen schälen und in feine Würfel schneiden.

2 Den Backofen auf 180 °C (Ober- und Unterhitze) vorheizen.

3 Das Öl in einer beschichteten Pfanne erhitzen und Zwiebel- und Knoblauchwürfel darin glasig dünsten. Die Zucchinirapsel dazugeben, kurz mitdünsten und mit Salz und Pfeffer würzen.

4 Die Brotscheiben kurz toasten und die Zucchinimasse (ohne Flüssigkeit) auf den Brotscheiben verteilen.

5 Den Mozzarella in Scheiben schneiden und auf den Broten verteilen. Im Backofen für ca. 10 Minuten überbacken, bis der Käse geschmolzen ist.

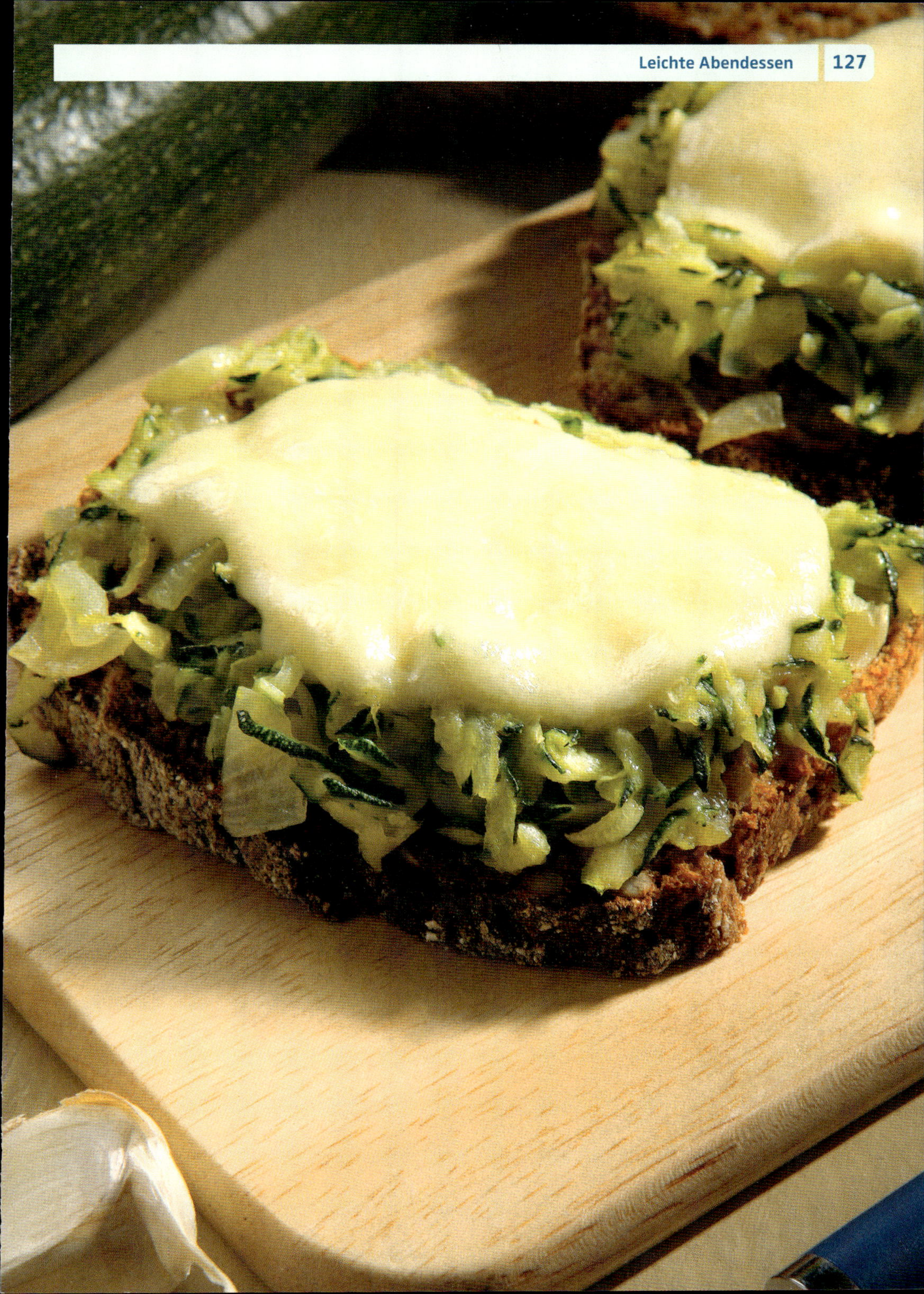

Hühnchen-Sandwich

preiswert

Zubereitungszeit: 15 Minuten
Garzeit: ca. 5–8 Minuten

Eine Portion enthält:

270 kcal/1129 kJ	33 g Kohlenhydrate
20 g Eiweiß	~3 BE
6 g Fett	

Zutaten für zwei Personen

- 1 kleine Hühnchenbrust (ca. 120 g)
- Salz, Pfeffer
- 1 TL Rapsöl
- 2 EL Mandarinen aus der Dose, ungezuckert (ca. 50 g)
- 2 EL Mandarinensaft, ungezuckert
- 2 EL Naturjoghurt, 1,5 % Fett
- 1 TL Senf
- ½ TL Curry
- 4 Scheiben Vollkorntoast

Zubereitung

1 Die Hühnerbrust waschen, abtrocknen, salzen und pfeffern und in schmale Streifen schneiden. Öl in einer kleinen, beschichteten Pfanne erhitzen und Hähnchenstreifen darin von allen Seiten goldbraun anbraten.

2 Die Mandarinen abtropfen lassen, dabei 2 EL Fruchtsaft auffangen und zur Seite stellen.

3 Aus Saft, Joghurt, Senf, Curry, Salz und Pfeffer ein Dressing herstellen. Die Mandarinen und die etwas abgekühlten Hähnchenbruststreifen dazugeben und alles vorsichtig miteinander vermengen.

4 Die Toastbrote toasten, zwei Scheiben mit der Hühnchen-Mandarinen-Masse bestreichen und die restlichen beiden Toastscheiben darauflegen. Sofort servieren.

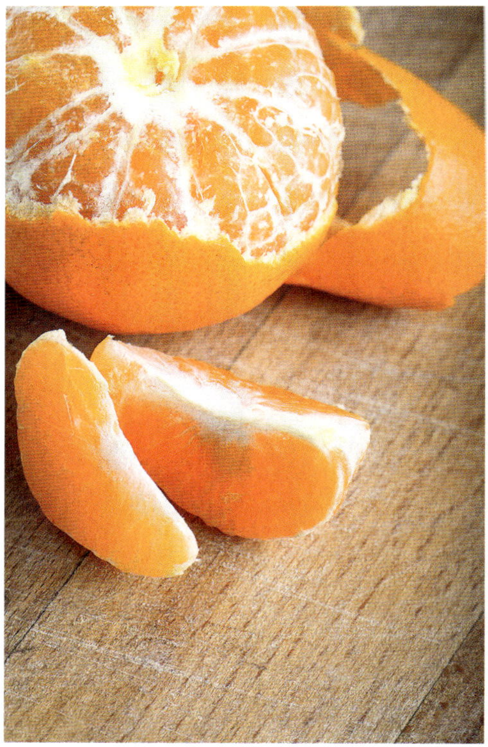

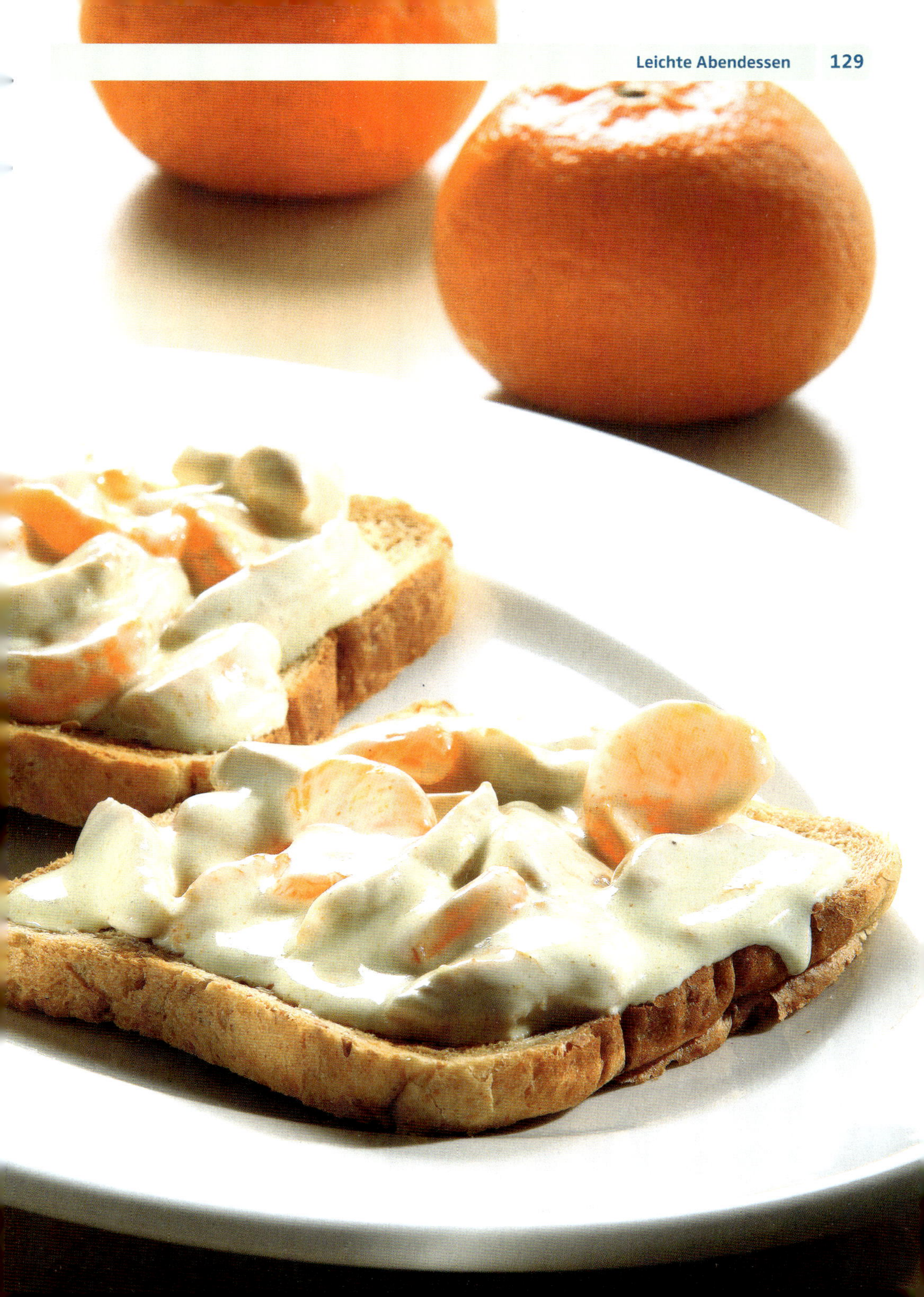

Apfel-Zwiebel-Brot

herzhaft

Zubereitungszeit: 10 Minuten

Eine Portion enthält:

182 kcal/761 kJ	28 g Kohlenhydrate
6 g Eiweiß	~3 BE
4 g Fett	

Zutaten für zwei Personen

- 1 kleiner Apfel (ca. 70 g)
- 1 TL Zitronensaft
- 1 Zwiebel
- 1 Knoblauchzehe
- 2 TL Rapsöl
- Salz, Pfeffer
- 2 Scheiben Vollkornbrot

Zubereitung

1 Den Apfel waschen, halbieren, entkernen und die Apfelhälften in kleine Würfel schneiden – sofort mit Zitronensaft beträufeln.

2 Die Zwiebel und die Knoblauchzehe schälen und in feine Würfel schneiden. Das Öl erhitzen und die Zwiebel-, Knoblauch- und Apfelwürfel darin andünsten, bis sie weich sind. Die Masse pürieren und mit Salz und Pfeffer würzen.

3 Den Aufstrich auf beiden Brotscheiben verteilen und servieren.

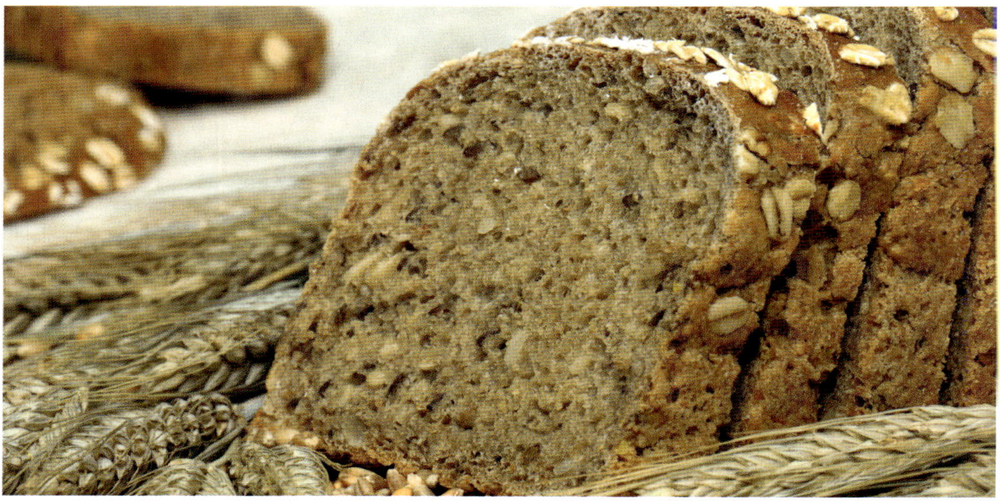

SÜSSE DESSERTS UND GEBÄCK

Karamelläpfel

preiswert

Zubereitungszeit: 10 Minuten
Garzeit: ca. 5 Minuten

Eine Portion enthält:

171 kcal/715 kJ	23 g Kohlenhydrate
1 g Eiweiß	~2 BE
4 g Fett	

Zutaten für zwei Personen

2 rotschalige, größere Äpfel
1 TL Zitronensaft
1 TL Rapsöl
1 EL brauner Zucker
½ kleines Glas Apfelsaft (ca. 50 ml)

Zubereitung

1 Die Äpfel waschen, halbieren, entkernen, in schmale Spalten schneiden und sofort mit Zitronensaft beträufeln.

2 Das Öl erhitzen, den Zucker dazugeben und karamellisieren lassen. Die Apfelspalten hinzufügen und unter ständigem Rühren 1 Minuten garen.

3 Den Apfelsaft vorsichtig zugießen und einige Minuten köcheln lassen, bis die Äpfel gar sind. Die Karamelläpfel lauwarm servieren.

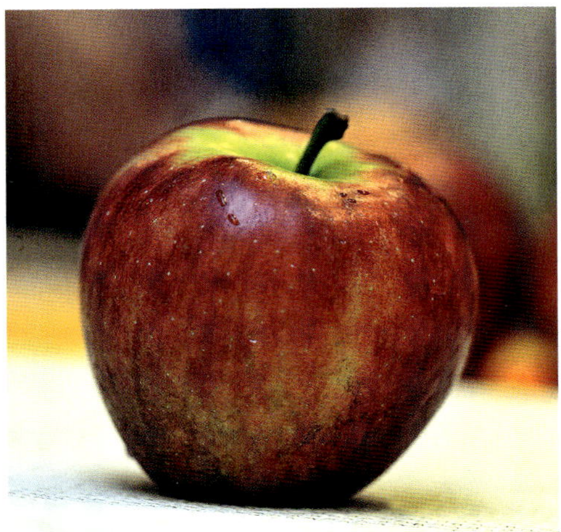

Zitronen-Buttermilch-Dessert mit Orangensoße

erfrischend fruchtig

Zubereitungszeit: 20 Minuten
Garzeit: ca. 2 Minuten
Kühlzeit: 4 Stunden und 10 Minuten

Eine Portion enthält:

161 kcal/673 kJ	27 g Kohlenhydrate
8 g Eiweiß	~3 BE
1 g Fett	

Zutaten für zwei Personen

Buttermilchdessert

3 Blätter weiße Gelatine
½ Becher Buttermilch (ca. 250 ml)
1 EL Zitronensaft
1½ EL Zucker
½ Becher Naturjoghurt, 1,5 % Fett (75 g)

Fruchtsoße

½ TL Stärke
125 ml Orangensaft (ohne Zuckerzusatz)

Zubereitung

1 Die Gelatine in kaltem Wasser einweichen. Buttermilch, Zitronensaft und Zucker miteinander verrühren. Die Gelatine ausdrücken und bei sehr schwacher Hitze auflösen. Dafür erst 3 EL Buttermilch einrühren und mit der Gelatine verbinden lassen, dann restliche Buttermilch unterrühren. Die Masse 5–10 Minuten kaltstellen, bis sie beginnt zu gelieren.

2 Den Joghurt unterrühren und in zwei kalt ausgespülte Förmchen oder flache Tassen (à ca. 200 ml Inhalt) füllen und für mindestens 4 Stunden kaltstellen.

3 Die Stärke mit 1 Esslöffel Saft glatt rühren. Den restlichen Saft aufkochen und mit der angerührten Stärke binden. Für ca. 1 Minute köcheln und danach auskühlen lassen.

4 Das gekühlte Dessert auf zwei Teller stürzen und mit der Soße garniert servieren.

TIPPS UND TRICKS

Die richtige Sturztechnik: Die Förmchen kurz in heißes Wasser tauchen. Mit einem Messer die Creme vorsichtig vom Rand der Form lösen. Je einen Teller auf ein Förmchen legen und mit Schwung umdrehen.

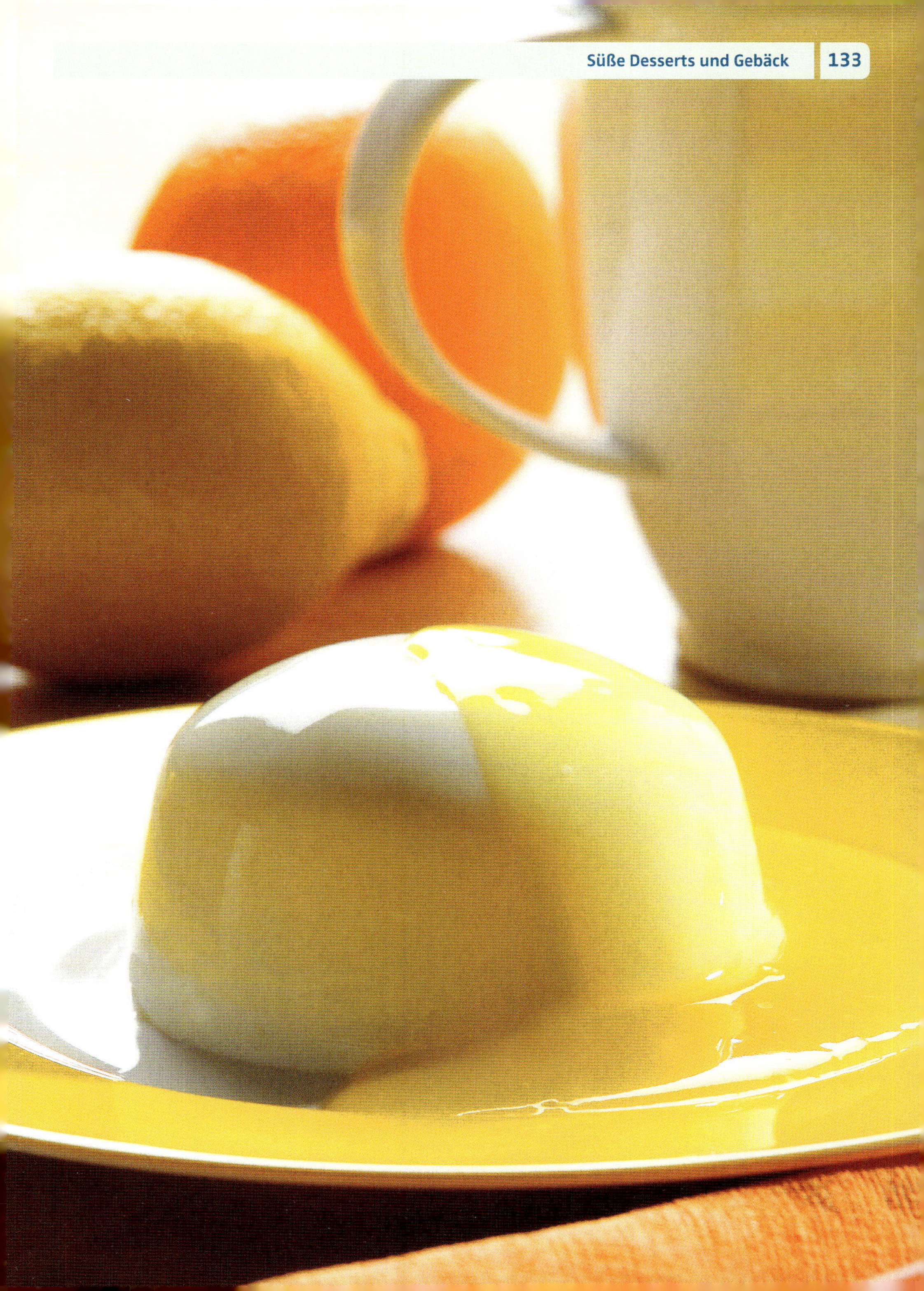

Kirsch-Quark-Dessert

für Gäste, lässt sich gut vorbereiten

Zubereitungszeit: 15 Minuten
Garzeit: ca. 5 Minuten
Kühlzeit: ca. 1 Stunde

Eine Portion enthält:

257 kcal/1074 kJ	29 g Kohlenhydrate
23 g Eiweiß	~2 BE
4 g Fett	

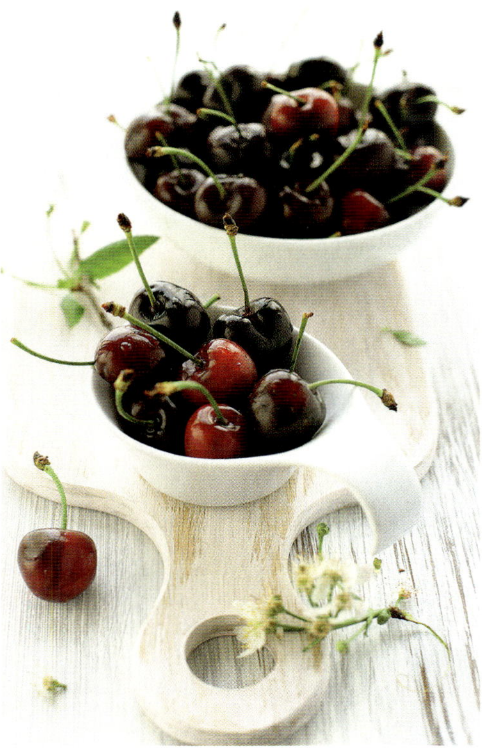

Zutaten für zwei Personen

½ Vanilleschote
300 g Magerquark
2 EL Milch, 1,5 % Fett
2 TL Vanillepuddingpulver
1 kleines Glas Kirschsaft, ohne Zuckerzusatz (75 g)
200 g Kirschen, tiefgekühlt, ohne Zuckerzusatz
Flüssiger Süßstoff
2 TL Pistazien

Zubereitung

1 Die Vanilleschote der Länge nach mit einem scharfen Messer aufschneiden, das Mark herauskratzen und mit dem Quark und der Milch glatt rühren. Die Schote zur Seite legen.

2 Das Puddingpulver mit etwas Saft glatt rühren. Den restlichen Saft mit den Kirschen und der Vanilleschote in einen Topf geben und zum Kochen bringen. Das angerührte Pulver einrühren und 1 bis 2 Minuten sprudelnd kochen lassen. Die Kirschen mit etwas Süßstoff süßen und abkühlen lassen, die Vanilleschote entfernen.

3 Die Pistazien grob hacken und unter den Quark mischen.

4 Die abgekühlten Kirschen und Quark abwechselnd in hohe Dessertgläser füllen.

Apfelgrütze mit Vanillesoße

preiswert

Zubereitungszeit: 15 Minuten
Garzeit: ca. 10 Minuten
Kühlzeit: mind. 3 Stunden

Eine Portion enthält:

191 kcal/798 kJ	39 g Kohlenhydrate
3 g Eiweiß	~4 BE
2 g Fett	

Zutaten für zwei Personen

180 ml Apfelsaft, ohne Zuckerzusatz
2 Messerspitzen Zimt
1 TL abgeriebene Bio-Zitronenschale
3 kleine Äpfel (ca. 300 g)
2 EL Vanillepuddingpulver
⅛ l Milch, 1,5 % Fett
Flüssiger Süßstoff

Zubereitung

1 Den Apfelsaft, Zimt und die Zitronenschale in einem kleinen Topf aufkochen lassen. Die Äpfel waschen, trocknen, halbieren, Kerngehäuse und Strunk herausschneiden und in kleine Würfel schneiden. Die Apfelwürfel zum Saft geben und in ca. 6 Minuten weich dünsten.

2 1 Esslöffel Puddingpulver mit etwas Wasser glatt rühren und unter die Äpfel mengen, aufkochen lassen und mindestens 1 Minute sprudelnd kochen lassen. Dann vom Herd nehmen und abkühlen lassen. Die Apfelgrütze mit flüssigem Süßstoff süßen.

3 Die Milch aufkochen, das restliche Puddingpulver mit etwas Wasser glatt rühren, in die kochende Milch einrühren und mindestens 1 Minute sprudelnd kochen lassen. Mit etwas Zimt und Süßstoff verfeinern. Die Vanillesoße ebenfalls abkühlen lassen.

4 Die abgekühlte Apfelgrütze in Gläser füllen und die Vanillesoße darauf verteilen.

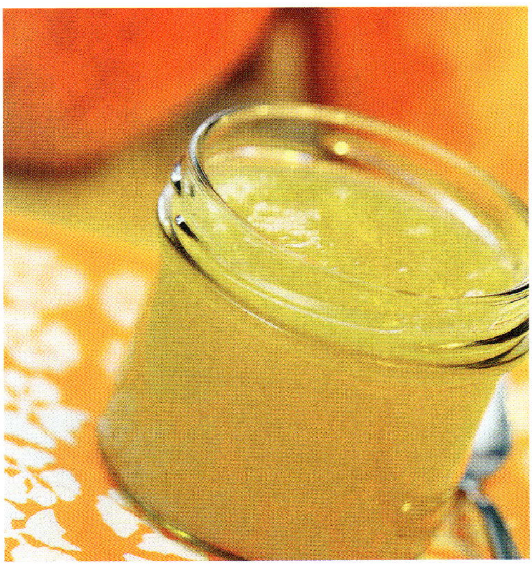

Zimt-Birnen-Joghurt

winterlich

Zubereitungszeit: 15 Minuten
Garzeit: ca. 3 Minuten

Eine Portion enthält:

149 kcal/623 kJ	25 g Kohlenhydrate
8 g Eiweiß	~2 BE
2 g Fett	

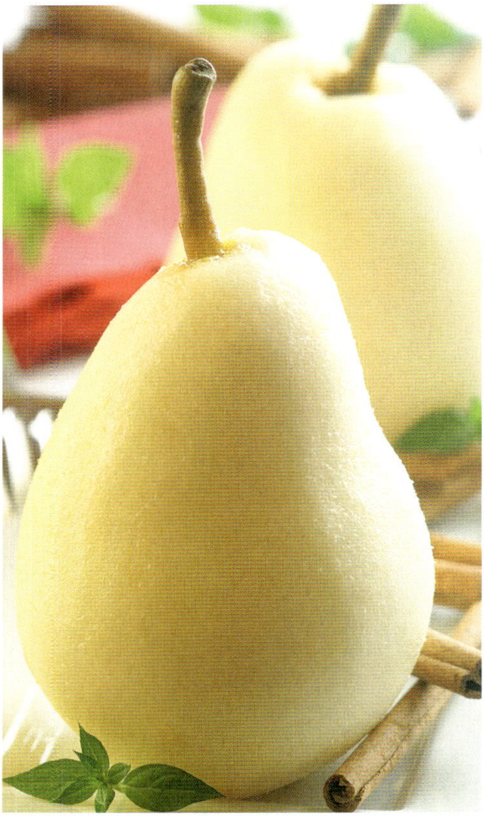

Zutaten für zwei Personen

2 nicht zu reife Birnen
1 Orange
½ kleine Zimtstange
1 Sternanis
Flüssiger Süßstoff
1 Becher Naturjoghurt, 1,5 % Fett (150 g)
2 gehäufte EL Magerquark
1 Messerspitze Zimt

Zubereitung

1 Die Orange auspressen, die Birnen waschen, halbieren, das Kerngehäuse und den Strunk entfernen und in schmale Spalten schneiden. Die Birnenspalten sofort mit dem Orangensaft beträufeln und in einen kleinen Topf geben. Die Zimtstange und den Sternanis dazugeben und alles aufkochen. Die Birnen vom Herd nehmen, abkühlen lassen und mit etwas flüssigem Süßstoff abschmecken.

2 Den Joghurt und den Quark mit einem Schneebesen glatt rühren, Zimt und einige Spritzer flüssigen Süßstoff zugeben.

3 Die gekochten Birnenspalten auf einem Teller anrichten und mit dem Zimtjoghurt servieren.

Apfel-Mandel-Kuchen

gelingt leicht

Zubereitungszeit: 30 Minuten
Backzeit: 40–45 Minuten

Eine Portion enthält:

212 kcal/888 kJ	28 g Kohlenhydrate
3 g Eiweiß	~3 BE
10 g Fett	

Zutaten für ca. 12 Stücke

125 g Diätmargarine und etwas Fett für die Form
150 g Mehl, Typ 550 und etwas Mehl für die Form
6 größere Äpfel, z. B. Elstar
2 EL Zitronensaft
100 g Zucker
1 EL Vanillezucker oder 1 Pck. Vanillezucker
Salz
2 Eier
½ Pck. Backpulver
25 g gemahlene Mandeln
1 gehäufter EL Apfelgelee

Zubereitung

1 Eine Springform (26 cm Ø) fetten und mit Mehl ausstäuben.

2 Die Äpfel waschen, schälen, halbieren und entkernen. Die Wölbung der Apfelhälften mehrmals einschneiden und die Äpfel sofort mit Zitronensaft beträufeln.

3 Den Ofen auf 175 °C vorheizen (Ober- und Unterhitze). Margarine, Zucker, Vanillezucker und 1 Prise Salz mit den Schneebesen des Handrührgeräts 3 bis 4 Minuten cremig rühren. Die Eier einzeln unterrühren. Mehl und Backpulver mischen und darübersieben. Die Mandeln zugeben und kurz unterrühren.

4 Den Teig in die Backform füllen und glatt streichen. Die Apfelhälften mit der Wölbung nach oben darauflegen und im heißen Ofen 40 bis 45 Minuten backen.

5 Das Apfelgelee glatt rühren und den Kuchen 10 Minuten vor Ende der Backzeit damit beträufeln.

TIPPS UND TRICKS

Dieses Rezept ist für zwölf Stücke angegeben, da die Herstellung bei dieser Zutatenmenge leichter fällt. Es eignet sich daher auch für eine Kaffeetafel mit Gästen.
Eine mäßige Aufnahme von Haushaltszucker ist, wenn erwünscht, bei beiden Diabetestypen akzeptabel. Wer jedoch keinen Zucker einsetzen möchte, kann die Zuckermenge durch 1¾ Teelöffel flüssigen Süßstoff ersetzen.

Zitronenrolle

braucht etwas Zeit

Zubereitungszeit: 40 Minuten
Backzeit: ca. 8 Minuten
Kühlzeit: mind. 1 Stunde

Eine Portion enthält:

176 kcal/734 kJ	17 g Kohlenhydrate
10 g Eiweiß	~1 BE
7 g Fett	

Zutaten für 12 Stücke

Biskuitrolle

- 4 Eier
- 2 gehäufte EL Zucker (50 g)
- 1 Prise Salz
- 5 gestrichene EL Mehl, Typ 405 (50 g)
- 2 EL Stärke (40 g)

Zitronencreme

- 7 Blätter Gelatine
- 1 Pck. Magerquark (250 g)
- 2 gehäufte EL Zucker (50 g)
- 1 TL abgeriebene Schale einer Bio-Zitrone
- 2 TL Zitronensaft
- 1 Becher Sahne (200 ml)

Zubereitung

1 Den Backofen auf 200 °C (Ober- und Unterhitze) vorheizen.

2 Die Eier, Zucker und Salz mit dem Handrührgerät auf höchster Stufe 8 Minuten cremig schlagen. Mehl und Stärke darübersieben und vorsichtig mit einem Schneebesen unterheben.

3 Ein Backblech mit Backpapier belegen und den Biskuitteig dünn darauf verteilen. Im Ofen ca. 6 bis 8 Minuten backen.

4 Ein Geschirrtuch mit wenig Zucker bestreuen. Den gebackenen Biskuitboden vom Blech auf das Geschirrtuch stürzen, das Backpapier abziehen und den Boden mithilfe des Tuchs vorsichtig aufrollen und beiseitelegen.

5 Die Gelatine in kaltem Wasser einweichen. Den Quark mit Zucker, Zitronenschale und -saft verrühren und die Sahne steif schlagen.

6 Die Gelatine im heißen Wasserbad auflösen und mit einem Esslöffel der Quarkcreme verrühren, bis sich beides verbindet. Dann die Gelatinemasse in die restliche Quarkmasse einrühren und die geschlagene Sahne darunterheben.

7 Den Biskuit wieder aufrollen, mit der Quarkcreme bestreichen – dabei an der oberen, langen Kante einen Rand von ca. 2 cm Breite lassen. Dann den Biskuitboden mithilfe des Geschirrtuchs von der unteren, langen Kante wieder aufrollen. Die fertige Zitronenrolle für mindestens 1 Stunde im Kühlschrank kaltstellen.

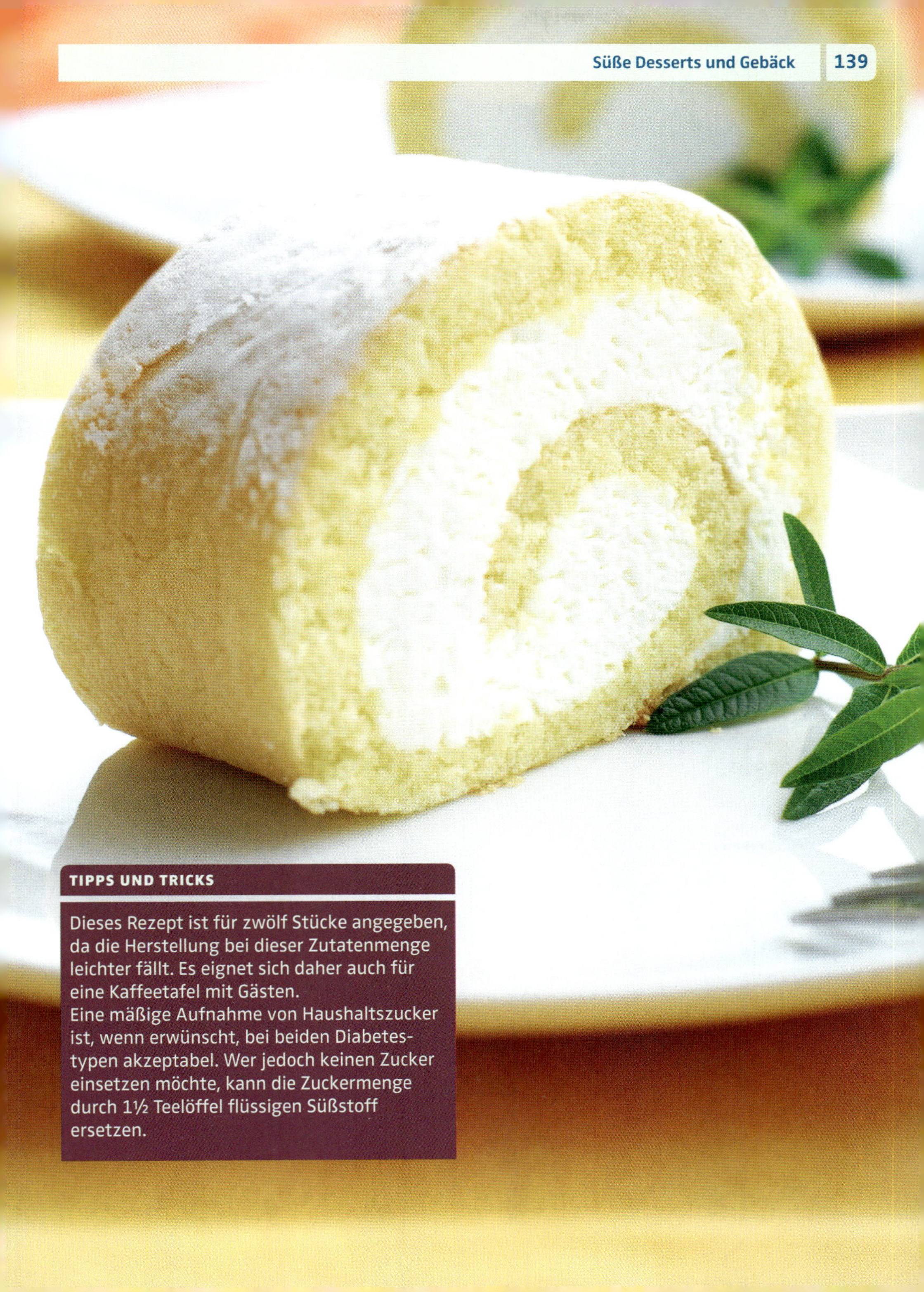

TIPPS UND TRICKS

Dieses Rezept ist für zwölf Stücke angegeben, da die Herstellung bei dieser Zutatenmenge leichter fällt. Es eignet sich daher auch für eine Kaffeetafel mit Gästen.
Eine mäßige Aufnahme von Haushaltszucker ist, wenn erwünscht, bei beiden Diabetestypen akzeptabel. Wer jedoch keinen Zucker einsetzen möchte, kann die Zuckermenge durch 1½ Teelöffel flüssigen Süßstoff ersetzen.

Käse-Kirsch-Kuchen

für Gäste

Zubereitungszeit: 20 Minuten
Backzeit: 30–35 Minuten

Eine Portion enthält:

226 kcal/944 kJ	26 g Kohlenhydrate
9 g Eiweiß	~2 BE
9 g Fett	

Zutaten für 20 Stücke

- 1 Glas Schattenmorellen (725 g)
- 200 g Weizenmehl, Typ 550
- 2 TL Backpulver
- 150 g Zucker
- Salz
- 5 EL Milch, 1,5 % Fett
- 150 ml Rapsöl
- 875 g Magerquark
- 3 EL Speisestärke
- 4 Eier

Zubereitung

1 Die Schattenmorellen in einem Sieb gut abtropfen lassen.

2 Das Mehl und das Backpulver in einer Schüssel gut vermischen. 50 g Zucker, 1 Prise Salz, Milch, 50 ml Öl und 125 g Magerquark zugeben und alles mit den Knethaken des Handrührgeräts zu einem glatten Teig verarbeiten. Den Teig auf die Größe eines gefetteten Backblechs (35 x 40 cm) ausrollen und auf dem Blech auslegen.

3 Den Backofen auf 200 °C (Ober- und Unterhitze) vorheizen.

4 Den restlichen Quark, Zucker und das übrige Öl sowie Stärke und Eier miteinander verrühren. Die Masse auf den Teig geben und glatt streichen. Die abgetropften Kirschen darauf verteilen und den Kuchen im vorgeheizten Ofen ca. 30 bis 35 Minuten lang backen.

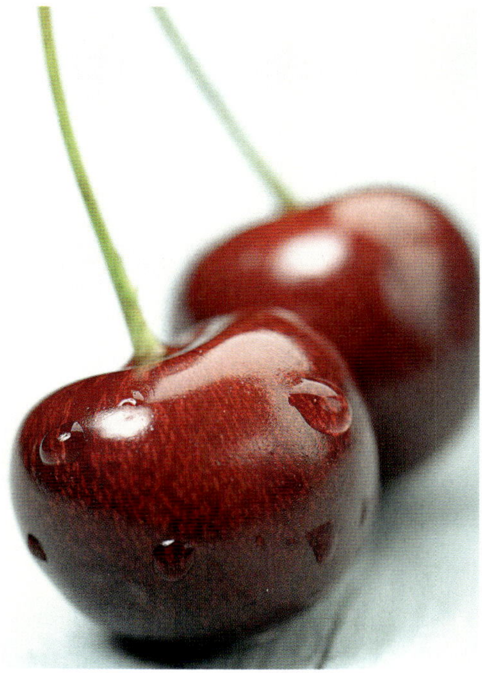

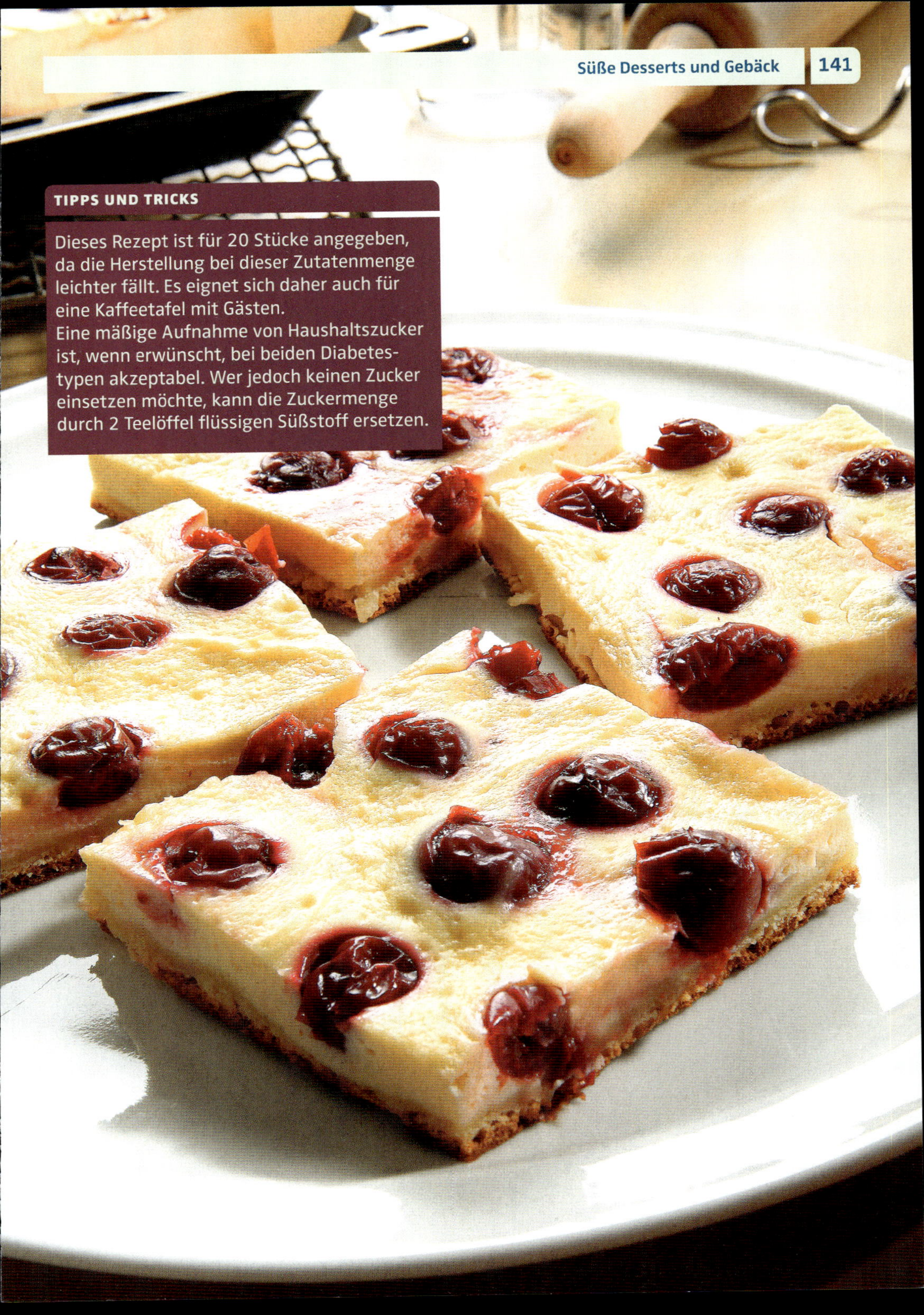

TIPPS UND TRICKS

Dieses Rezept ist für 20 Stücke angegeben, da die Herstellung bei dieser Zutatenmenge leichter fällt. Es eignet sich daher auch für eine Kaffeetafel mit Gästen.
Eine mäßige Aufnahme von Haushaltszucker ist, wenn erwünscht, bei beiden Diabetestypen akzeptabel. Wer jedoch keinen Zucker einsetzen möchte, kann die Zuckermenge durch 2 Teelöffel flüssigen Süßstoff ersetzen.

Birnenfocaccia

ausgefallen italienisch

Zubereitungszeit: 30 Minuten
Backzeit: ca. 18–20 Minuten

Eine Portion enthält:

313 kcal/1307 kJ	37 g Kohlenhydrate
10 g Eiweiß	~4 BE
14 g Fett	

Zutaten für 8 Stücke

- 125 g Magerquark
- 3 EL Zucker
- Salz
- 4 EL Milch, 1,5 % Fett
- 4 EL Rapsöl
- 200 g Mehl, Typ 550
- 2 TL Backpulver
- 3 TL gehackte Rosmarinnadeln
- 350 g Birnen
- 4 EL Zitronensaft
- 200 g saure Sahne
- 3 EL flüssiger Honig

Zubereitung

1 Den Quark mit Zucker, Salz, Milch und Öl verrühren. Das Mehl, Backpulver und 1 TL gehackte Rosmarinnadeln zugeben, vermischen und mit den Knethacken des Handrührgeräts zu einem glatten Teig verarbeiten.

2 Die Birnen waschen, halbieren, entkernen und auf einem Hobel in schmale Scheiben hobeln. Sofort mit dem Zitronensaft beträufeln.

3 Den Teig in acht gleich große Teile zerteilen und auf einer bemehlten Arbeitsfläche zu Fladen (15 x 10 cm) ausrollen. Auf ein mit Backpapier belegtes Backblech legen.

4 Den Backofen auf 180 °C (Ober- und Unterhitze) vorheizen.

5 Die Fladen mit saurer Sahne bestreichen, Birnenscheiben belegen und die restlichen Rosmarinnadeln darüberstreuen. Im heißen Ofen ca. 18 bis 20 Minuten backen.

6 Nach dem Backen die Birnenfocaccia sofort mit Honig beträufeln und lauwarm servieren.

TIPPS UND TRICKS

Dieses Rezept ist für 8 Stücke angegeben, da die Herstellung bei dieser Zutatenmenge leichter fällt.
Eine mäßige Aufnahme von Haushaltszucker ist, wenn erwünscht, bei beiden Diabetestypen akzeptabel. Wer jedoch keinen Zucker einsetzen möchte, kann die Zuckermenge durch ¾ Teelöffel flüssigen Süßstoff ersetzen und den Honig aus der Zutatenliste streichen.

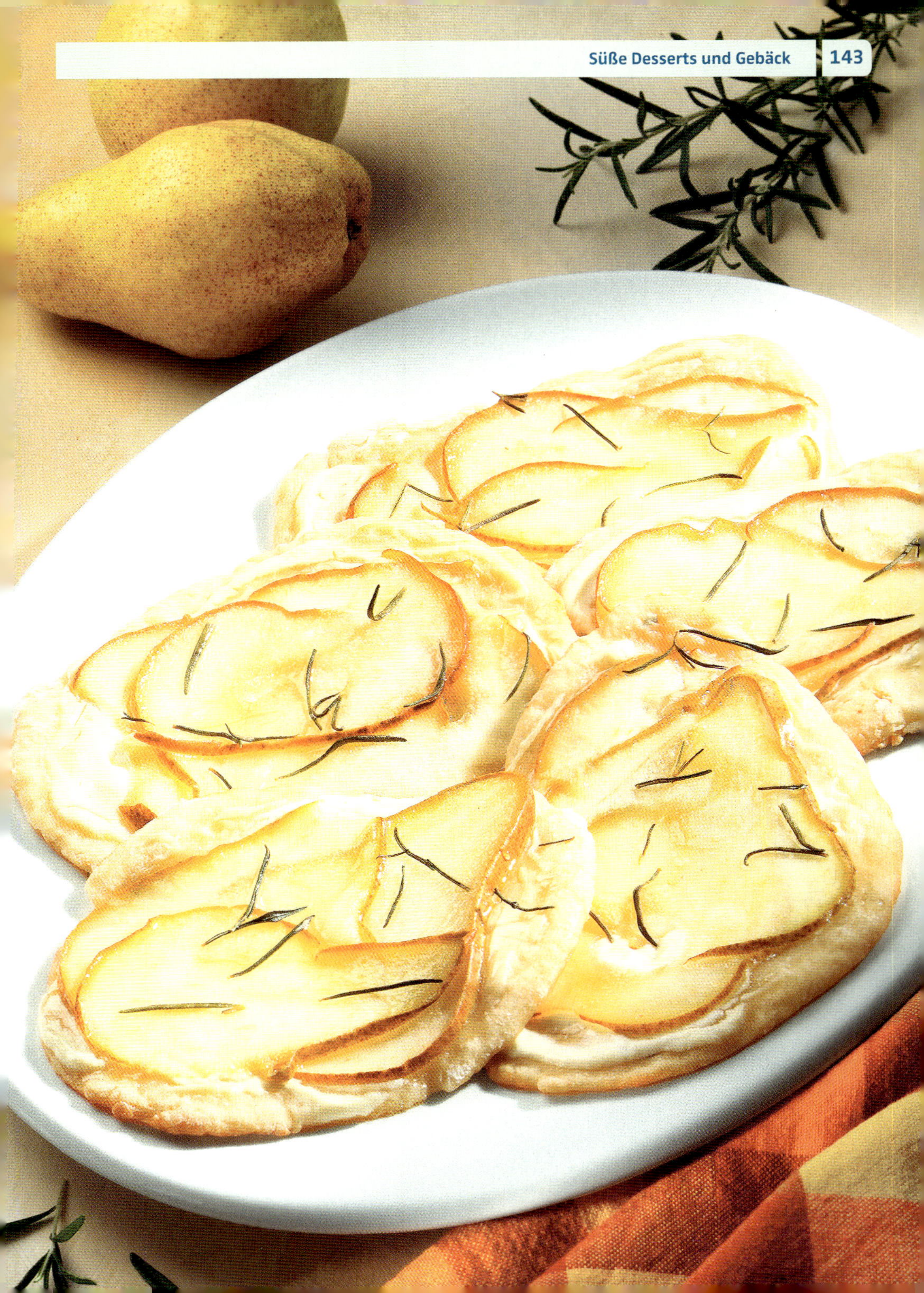

Pflaumen-Streusel-Kuchen

herbstlich lecker

Zubereitungszeit: 40 Minuten
Backzeit: 45 Minuten

Eine Portion enthält:

223 kcal/930 kJ	32 g Kohlenhydrate
3 g Eiweiß	~3 BE
9 g Fett	

Zutaten für ca. 24 Stücke

- 1,2 kg Pflaumen
- Etwas Diätmargarine zum Fetten des Backblechs
- 500 g Mehl, Typ 550
- 150 g Zucker
- 1 Pck. Bourbon-Vanillezucker
- Salz
- ¼ TL Zimt
- 1 Msp. Backpulver
- 250 g Diätmargarine
- 1 Ei
- 350 g Pflaumenmus

Zubereitung

1 Die Pflaumen waschen, halbieren und entsteinen. Ein Backblech (35 x 40 cm) fetten.

2 Für den Streuselteig Mehl, Zucker, Vanillezucker, 1 Prise Salz, Zimt, Backpulver, Margarineflocken, das Ei und 4 EL eiskaltes Wasser mit den Knethaken des Handrührgeräts verkneten. Dann mit den Händen zu Streuseln verarbeiten.

3 Den Backofen auf 175 °C (Ober- und Unterhitze) vorheizen. Gut die Hälfte der Streusel auf dem Blech verteilen und mit den Händen zu einem festen Boden andrücken. Das Pflaumenmus daraufstreichen und die Pflaumenhälften darauf verteilen. Die restlichen Streusel darüberstreuen.

4 Den Kuchen im heißen Backofen ca. 45 Minuten backen.

TIPPS UND TRICKS

Dieses Rezept ist für 24 Stücke angegeben, da die Herstellung bei dieser Zutatenmenge leichter fällt. Es eignet sich daher auch für eine Kaffeetafel mit Gästen.
Eine mäßige Aufnahme von Haushaltszucker ist, wenn erwünscht, bei beiden Diabetestypen akzeptabel. Wer jedoch keinen Zucker einsetzen möchte, kann die Zuckermenge durch 2 Teelöffel flüssigen Süßstoff ersetzen.

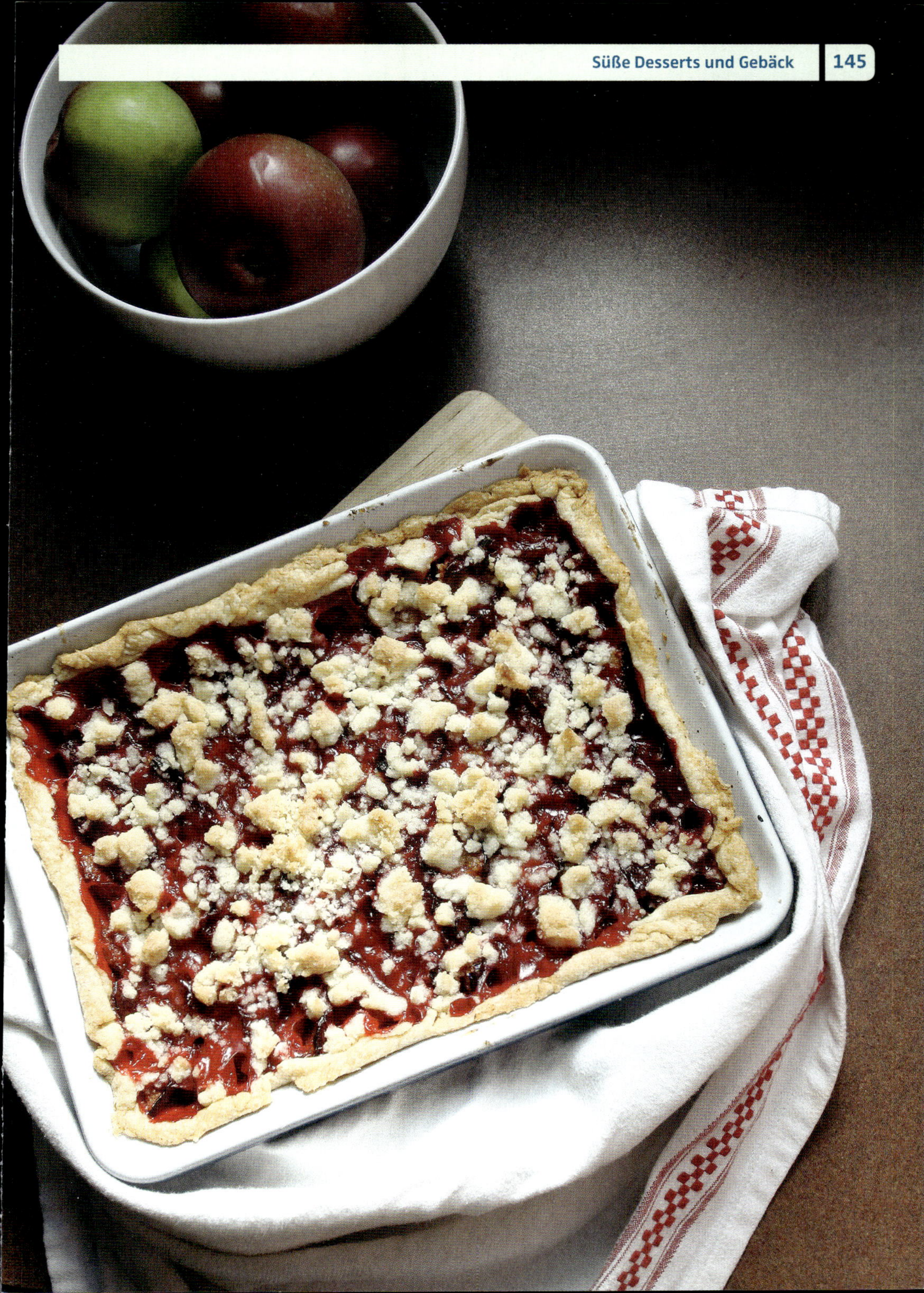

Scones mit Vanille

braucht etwas mehr Zeit

Zubereitungszeit: 35 Minuten
Ruhezeit: 45 Minuten
Backzeit: 12–14 Minuten

Eine Portion enthält:

143 kcal/598 kJ	20 g Kohlenhydrate
2 g Eiweiß	~2 BE
6 g Fett	

Zutaten für ca. 14 Stücke

- 250 g Mehl, Typ 550 und etwas Mehl zum Ausrollen
- 50 g Zucker
- 2 Pck. Bourbon-Vanillezucker
- Salz
- ½ Pck. Backpulver
- 100 g Diätmargarine
- ⅛ l und 2–3 EL Milch, 1,5 % Fett

TIPPS UND TRICKS

Dieses Rezept ist für 14 Stücke angegeben, da die Herstellung bei dieser Zutatenmenge leichter fällt.
Eine mäßige Aufnahme von Haushaltszucker ist, wenn erwünscht, bei beiden Diabetestypen akzeptabel. Wer jedoch keinen Zucker einsetzen möchte, kann die Zuckermenge durch 1 Teelöffel flüssigen Süßstoff ersetzen.

Zubereitung

1 Das Mehl mit dem Zucker, Vanillezucker, 1 Prise Salz und dem Backpulver in einer Schüssel vermischen. Die Margarine in Flöckchen und 1/8 l Milch dazufügen. Mit den Knethacken des Handrührgeräts zu einem glatten Teig verkneten. Den Teig zugedeckt ca. 15 Minuten kaltstellen. Dann bei Zimmertemperatur ca. 30 Minuten ruhen lassen.

2 Ein Backblech mit Backpapier auslegen. Den Backofen auf 200 °C (Ober- und Unterhitze) vorheizen. Den Teig mit bemehlten Händen gut durchkneten und ca. 2 cm dick auf einer bemehlten Fläche ausrollen.

3 Jetzt Kreise (ca. 6 cm Ø) ausstechen und auf das Blech legen. Die Teigreste verkneten, erneut ausrollen und ausstechen. Auf diese Weise insgesamt ca. 14 Teigkreise ausstechen.

4 Die Kreise mit 2 bis 3 EL Milch bestreichen und im heißen Ofen für 12 bis 14 Minuten backen. Die Scones lauwarm oder ausgekühlt mit Quark und Konfitüre servieren.

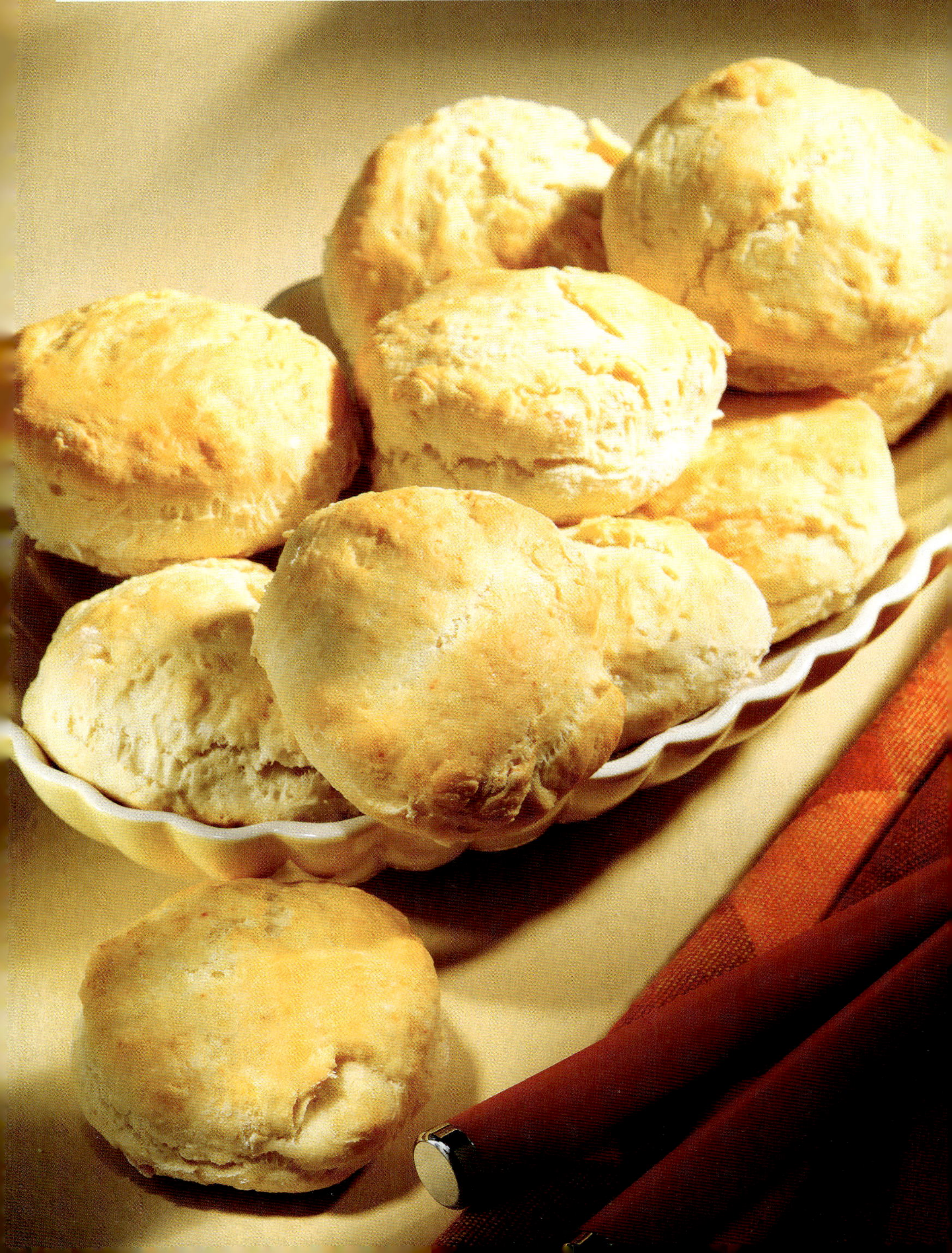

ANHANG

Adressen

Deutsche Diabetes-Gesellschaft
Bürkle-de-la-Camp-Platz 1
44789 Bochum
Tel.: 0234 978890
www.deutsche-diabetes-gesellschaft.de
Die DDG ist eine wissenschaftliche Fachgesellschaft. Ihre Website hat einen eigenen Patientenbereich. Hier können Sie sich über Therapien und Medikamente informieren. Außerdem bietet Ihnen das Portal eine Arztsuche an.

Deutscher Diabetiker Bund e. V. (DDB)
Bundesgeschäftsstelle
Goethestraße 27
34119 Kassel
Tel.: 0561 7034770
www.diabetikerbund.de
Der DDB ist eine Selbsthilfeorganisation. Hier erhalten Sie Informationen über die neuesten Entwicklungen bei der Behandlung und Erforschung des Diabetes mellitus und können sich mit anderen Betroffenen austauschen. Der DDB bietet regelmäßige Schulungs- und Infoveranstaltungen an und hat spezielle Angebote für Eltern, Kinder und Jugendliche.

Deutsche Diabetes-Stiftung (DDS)
Staffelseestraße 6
81477 München
Tel.: 089 57570
www.diabetesstiftung.de
Die Stiftung setzt sich ein für Vorsorge, Schulungen, Fortbildung und Forschung. Sie möchte über die Zuckerkrankheit aufklären und durch entsprechende Projekte eine weitere Zunahme der Erkrankung verhindern.

Bund diabetischer Kinder und Jugendlicher e. V. (BdKJ)
Hahnbrunnerstraße 46
67659 Kaiserslautern
Tel.: 0631 76488
www.bund-diabetischer-kinder.de
Der BdKJ bietet Eltern die Möglichkeit, sich Hilfe zu holen – egal ob psychologischer, medizinischer oder persönlicher Natur. Sie werden bei der Suche nach einer Schwerpunktpraxis oder nach einem Diabeteskurs in den Schulferien unterstützt.

Deutsches Kompetenzzentrum Gesundheitsförderung und Diätetik (DKGD) e. V.
c/o Susann Nicklaus
Geschäftsstelle des Deutschen Kompetenzzentrum Gesundheitsförderung und Diätetik e.V.
Waldemarstraße 87
10997 Berlin
Tel.: 0176 96544321
www.dkgd.de
Das Deutsche Kompetenzzentrum Gesundheitsförderung und Diätetik e. V. ist ein interdisziplinärer Fachverband, der sich im deutschsprachigen Raum für ganzheitliche Gesundheitsförderung und die Förderung der gesunden Lebensführung (Diätetik) einsetzt.

Internet

www.diabeticus.de
Hinter Diabeticus steht eine Gruppe von sechs Freunden, die ohne kommerzielle Interessen seit 1995 Informationen für Diabetiker im Internet präsentieren. Hier lesen Sie Erfahrungsberichte und über Neuerungen in der Therapie des Diabetes.

www.diabetes-news.de
Im Diabetesnetzwerk haben sich Ärzte mit Schwerpunktpraxen aus ganz Deutschland zusammengeschlossen. Hier finden Sie Rat und Hilfe, ein Diabeteslexikon, Chats, Foren und vieles mehr.

www.dge.de
Die Deutsche Gesellschaft für Ernährung e. V. informiert über neue Erkenntnisse und Entwicklungen der ernährungswissenschaftlichen Forschung und macht diese über Publikationen und Veranstaltungen verfügbar.

Register

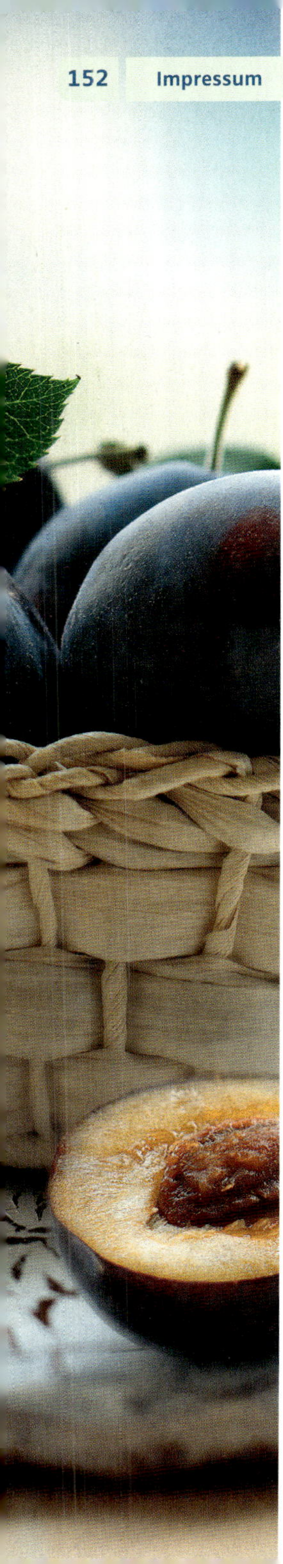

Bibliografische Information der Deutschen Nationalbibliothek
Die Deutsche Nationalbibliothek verzeichnet diese Publikation in der deutschen Nationalbibliografie; detaillierte bibliografische Daten sind im Internet über http://dnb.ddb.de/ abrufbar.

ISBN 978-3-89993-597-4

Fotos:
Umschlag: Titelfoto: mauritius images; vordere Umschlagklappe (innen): Marina Kravchenko – 123rf.com; hintere Umschlagklappe (innen): Vicente Barcelo Varona – 123rf.com
Fotolia.com: Sarsmis: 1, 86, 89, 100, 109, 116, 120, 126, 134, 152; OlgaLIS: 2, 5; Teressa: 6, 33; Gerhard Seybert: 8/9; Fatman73: 11; Kzenon: 14; Aaron Chen: 16; Katarzyna Krawiec: 18; Monkey Business: 20; Jeanette Dietl: 21; Emmi: 23, 59, 105; Dušan Zidar: 26, 124; reka100: 35; M&S Fotodesign: 36; sil007: 39, 87; ExQuisine: 40; matka_Wariatka: 41, 77; Noam: 43; Foto66: 46; Christian Jung: 47; Ina Schoenrock: 49, 112; Torsten Schon: 53; Christian Jung: 55; Carmen Steiner: 61, 73; Volff: 66; Elisabeth Coelfen: 68; Contrastwerkstatt: 71; JJAVA: 72, 125; Ernst Fretz: 75; Olga Lyubkina: 76; nastja27: 81; Uwe Kroener: 83; sitriel: 88; Berit Kessler: 90; Yvonne Bogdanski: 92; Werner Stapelfeldt: 93; Rafa Irusta: 96; Maria Brzostowska: 98; HLPhoto: 101 (unten); Marco Mayer: 102; Bernd Kröger: 103; Christa Eder: 104; Steven Van Veen: 106; Jörg Beuge: 108; AGphotographer: 111; Svenja98: 117; moonrun: 118; wonderisland: 122; Marco Mayer: 123; Dasha Petrenko: 128; Kimsonal: 131; Barbara Pheby: 136; Emmi: 139; Marcfotodesign: 145
iStockphoto.com: Fertnig: 29; Johanna Doorenbosch: 110; Smileus: 130; Alkimson: 135; Lilyana Vynogradova: 140
MEV: 101
Ingo Wandmacher: 30/31, 64/65, 67, 69, 70, 74, 79, 85, 91, 97, 99, 107, 113, 115, 119, 121, 127, 129, 133, 141, 142, 147

Hans-Böckler-Allee 7, 30173 Hannover
www.schluetersche.de

Lektorat: Petra Heyde, Hannover
Layout: Groothuis, Lohfert, Consorten, Hamburg
Covergestaltung: Kerker + Baum Büro für Gestaltung, Hannover
Satz: Die Feder Konzeption vor dem Druck GmbH, Wetzlar
Druck und Bindung: Grafisches Centrum Cuno GmbH & Co. KG, Calbe
Hergestellt in Deutschland.